Gwendoline y Lionel Clergeaud

Tintes Naturales para el Cabello

Para Lydwine y Gwenwed
Para Nolwen, Yanaël, Aaron, Abbygaël, Johanna y Élowan

Para François y Laurent

MACRO

Barcelona • Madrid • Santiago de Chile
Cesena • París • Montreal

www.macroediciones.com

ADVERTENCIA

Macro Ediciones no dispone de noticias o datos diferentes a los publicados. Las informaciones científicas, sanitarias, psicológicas, dietéticas y alimentarias proporcionadas en nuestros libros no comportan ninguna responsabilidad al editor en cuanto a su eficacia y seguridad en el caso de su puesta en práctica por parte de los lectores. Cada persona debe valorar con buen juicio e inteligencia el recorrido psicológico, curativo y nutricional más apropiado a su caso. Cada persona debe recabar las informaciones complementarias que considere necesarias, comparando los riesgos y los beneficios de las diversas terapias y regímenes dietéticos disponibles.

Para más información sobre los autores y sobre esta misma colección,
visitad nuestra página web: **www.macroediciones.com**

Título original: Coloration naturelle des cheveux

Publicado en el idioma original por Éditions Dangles
Groupe éditorial Piktos
Z.I. de Bogues – rue Gutenberg – 31750 Escalquens - Francia

coordinación editorial	Simona Empoli
traducción	Silvina Dell'Isola Urdiales
revisión	Miriam Montoliu
maquetación	Gloria Riceputi
portada	Gloria Riceputi, Roberto Monti e Matteo Venturi
impresión	Tipografia Lineagrafica, Città di Castello (PG) - Italia

Primera edición en español 2018
Colección: El Hilo Verde

Macro Ediciones a/c Libros Preciosos
Av. del Carrilet 219, 2º 4ª
08907 L'Hospitalet de Llobregat, Barcelona

Macro Chile
Suecia 0142
Providencia, Santiago de Chile

ISBN 978-84-17080-32-7
Depósito legal
B 21763-2018

La celulosa usada para producir el papel con el que se imprimio este libro deriva de selvas.

La celulosa empleada para producir el papel de este libro ha sido blanqueada sin usar cloro (ECF). Papel reciclable.

Las tintas usadas para imprimir este libro no contienen compuestos orgánicos volátiles, de base vegetal, sin aceites minerales y compatibles con el medio ambiente.

Advertencia

Los consejos ofrecidos en este libro no tienen una finalidad terapéutica. Cualquier problema, inclusive capilar, requiere la consulta de un especialista. La información presentada es indicativa y el lector es responsable de las propias acciones y conducta. El autor y el editor no podrán considerarse responsables de los resultados obtenidos por el lector, en especial por lo que concierne a los tintes y a las coloraciones utilizadas. En cualquier caso, invitamos al lector a realizar pruebas preliminares.

Con respecto a los aceites esenciales y demás aceites aconsejados, puedes hacer una prueba cutánea de alergia, aplicando una gota del aceite seleccionado en la parte interna del codo. Si no se desencadenan reacciones de cualquier tipo, hay pocas posibilidades de que seas alérgico. El autor no se considera responsable en caso de interpretación o uso incorrecto de estos consejos. El lector es el único responsable de aplicar la información descrita.

El autor y el editor no se consideran responsables en caso de errores presentes en la obra, relacionados con una interpretación incorrecta de los consejos de los fabricantes o de la composición de los productos comercializados, debido a la dificultad que supone para el usuario final interpretar correctamente las composiciones. No pudimos obtener información acerca de la cantidad de ingredientes que los fabricantes usaron para realizar los productos analizados en este libro. Además, creemos que no es aceptable que la formulaciones no estén escritas en el idioma del consumidor. Por lo tanto, este libro no puede considerarse exhaustivo debido a la gran variedad de formulaciones comercializadas cuyos riesgos potenciales desconocemos.

El cabello, un verdadero símbolo

Desde la antigüedad, el cabello ha despertado un encanto especial en el ser humano, tanto en el hombre como en la mujer. Rizado o lacio, largo o corto, con trenzas o cresta, rastas, militar, del rojo al negro más oscuro, pasando por el naranja, verde o azul, el cabello nos permite afirmar nuestra personalidad más profunda, la individualidad y el sentimiento de pertenencia, como también el rechazo de identificarnos con un determinado colectivo.

Un cabello hermoso revela nuestra fuerza interior, nuestra personalidad única y voluntad de expresión. Lucir una melena perfecta nos valoriza mucho más que ser calvo.

Lo saben los publicitarios, que para anunciar un champú, una crema capilar, un fijador o un tinte, muestran modelos con cabellos tupidos, suaves, teñidos, siempre en movimiento, llenos de fuerza y vigor.

Una melena tupida y brillante es un atributo típico de las divinidades, de los héroes de la antigüedad y en tiempos más recientes de los monarcas.

Sansón pagó muy caro el error de haber revelado a Dalila el origen de su fuerza. Aquí podemos ver unidos dos símbolos, fuerza y honor, cuya pérdida implicó una verdadera castración para el héroe mitológico.

Sin remontarse a una historia tan lejana, los pueblos galos consideraban el cabello como sinónimo de fuerza guerrera. Y los Indios de América, ¿acaso no le cortaban el pelo a los enemigos como símbolo de hegemonía? Aunque algunos historiadores lo afirman, no podemos saberlo con absoluta seguridad. En cuanto a los monarcas, la peluca era el reflejo de un estado social, de pertenecer a la nobleza, así como de manifestar la supremacía política, económica y social.

Un símbolo fuerte, el acto de rapar a un hombre o a una mujer, como durante la segunda guerra mundial, aunque se trataba de una costumbre mucho más antigua que representaba la mortificación, el menosprecio de la persona rapada, despojada de su honor y exiliada de la sociedad.

Si hoy el concepto de fuerza en relación al cabello ha desaparecido, se ha reemplazado por la noción de moda, cuyos códigos son múltiples. Si para algunas personas la originalidad del corte y el color significa simplemente personalidad y voluntad plena de afirmarse, para otras representa oponerse al sistema y a la sociedad. Es el caso de los beatniks, los hippies o los punks, cuyas reivindicaciones eran totalmente diferentes, por no decir opuestas por completo. El cabello comunicaba la ruptura con la sociedad y expresaba un deseo de cambio. Cuando la forma y el corte ponen de manifiesto el sentimiento de pertenecer a una comunidad o a un colectivo, el cabello cede el paso a la fuerza individual a favor de la grupal. El individuo afirma así el propio sometimiento a la comunidad.

En todo caso, la idea de belleza no es tan lejana, pues independientemente de la elección y si bien de forma no expresa, el ser humano quiere, ante todo, gustarse o gustar a los demás. El cabello ha ejercido siempre un encanto especial en poetas que lo han alabado y considerado como expresión de deseo carnal. Entre estos poetas, Baudelaire:

¡Oh, vellón, que rizándose baja hasta la cintura!
¡Oh bucles! ¡Oh, perfume cargado de indolencia!
¡Éxtasis! Porque broten en esta oscura alcoba
Los recuerdos dormidos en esa cabellera,
La quiero hoy agitar, cual si un pañuelo fuese.[1]

1 *La cabellera*, vv. 1-5, en Baudelaire, Charles, *Las Flores del Mal*, edición de 1861 [*N. del T.*].

Y también Apollinaire:

Sus cabellos son de oro se diría
un bello relámpago que nunca acaba
o esas llamas que presumen
en las rosas te marchitas ya[2].

Sin embargo, de manera menos poética, Jules Renard presenta una realidad sórdida e inexorable:

«*Cabello gris, polvo del tiempo*».

Por último, el cabello, o bien su ausencia, puede indicar que se pertenece a una comunidad. Como en el caso de los monjes. Tapar la cabellera con un pañuelo o un velo indica sumisión, el rechazo de ser en la acepción más amplia.

Algunas culturas tradicionales (musulmanas, indias, etc.) consideraban el cabello como asidero y dejaban un único mechón sobre una cabeza rapada para que los dioses pudieran sujetar a la persona en el momento de la muerte para llevarla al paraíso.

A menudo, el cabello encierra significados que ignoramos, pues tenemos en cuenta solamente el aspecto estético.

En concreto, este libro aborda las coloraciones, una temática muy controvertida. Es algo normal desear una hermosa cabellera del color preferido.

2 *La linda pelirroja*, vv. 38-41, en Apollinaire, Guillaume, *Calligrammes* [*N. del T.*].

Pero nunca el color debe comprometer la salud del cuero cabelludo y del mismo cabello. Cuida tu cabello a lo largo del tiempo y así prevendrás que tenga un aspecto apagado, frágil y apelmazado.

Si este es tu caso, sigue nuestros consejos para revitalizar el recurso de belleza más codiciado que tienes: tu cabello.

Símbolo de fuerza y potencia, la belleza está relacionada estrictamente con el tema de la moda. También en este caso nos encontramos ante el deseo de gustar, que representa en fin de cuentas otra faceta de la fuerza. El corte de pelo y el peinado representan la pertenencia a un grupo social o colectivo. El peinado nos permite reivindicar el deseo de rebelión, el rechazo de la sociedad o simplemente la voluntad de distinguirnos o incluso de encajar en un molde social. En este caso, el cabello ya no es un símbolo de fuerza, sino un acto de debilidad.

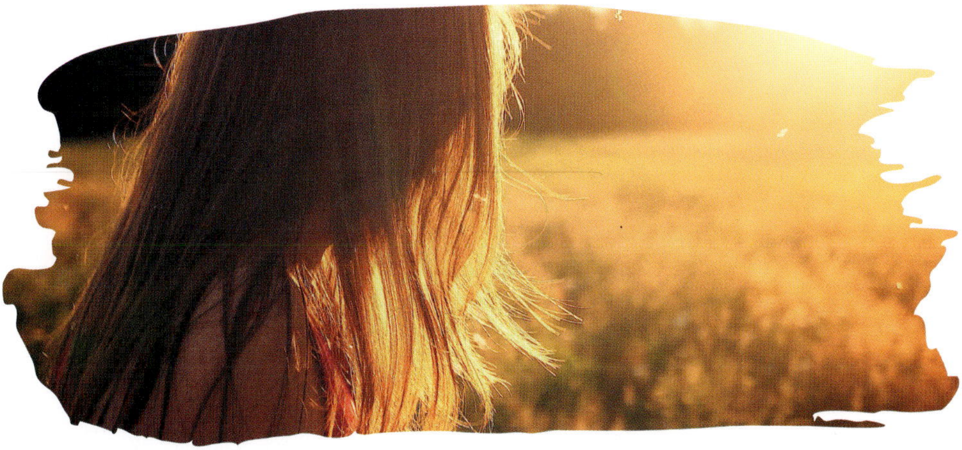

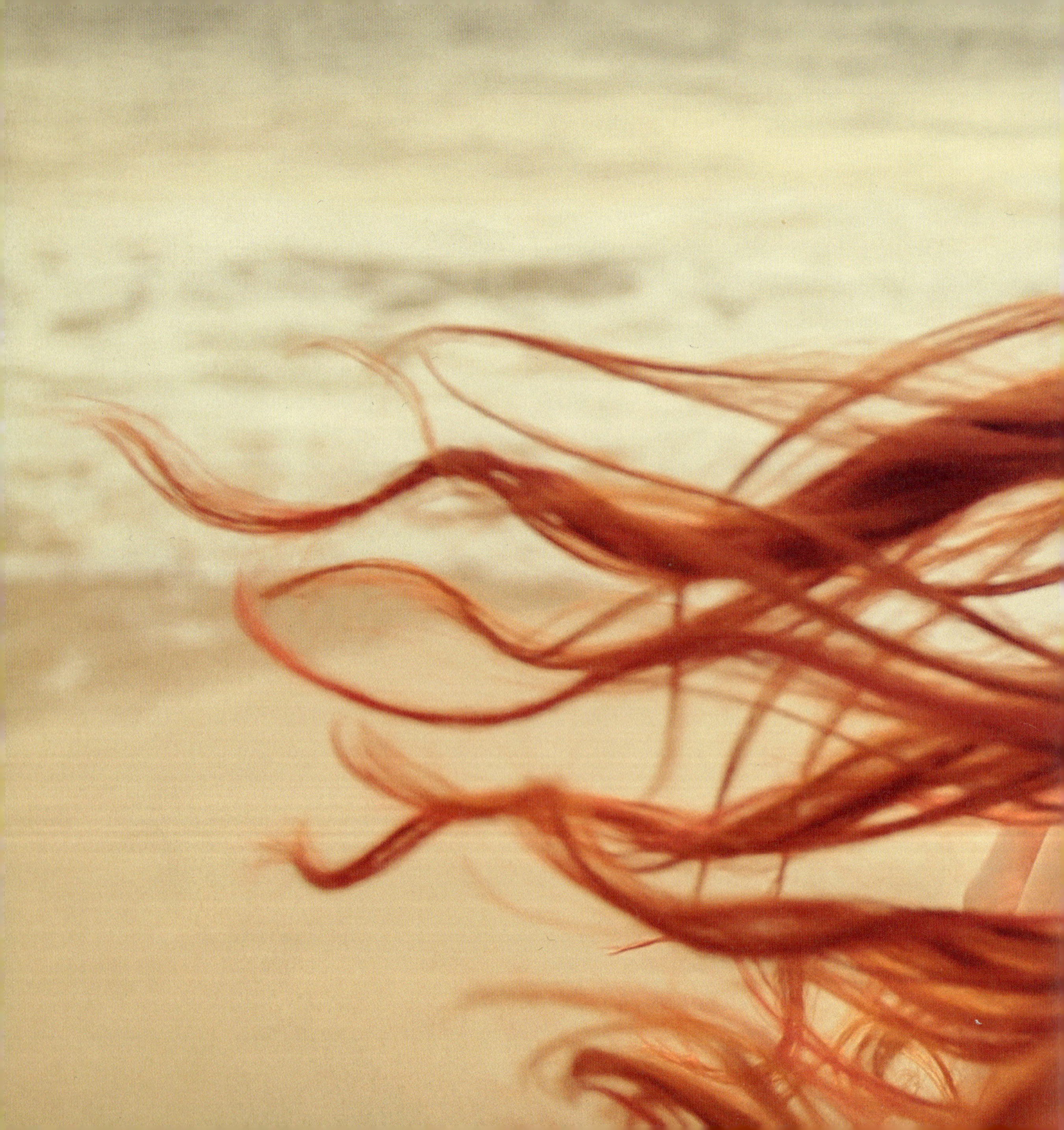

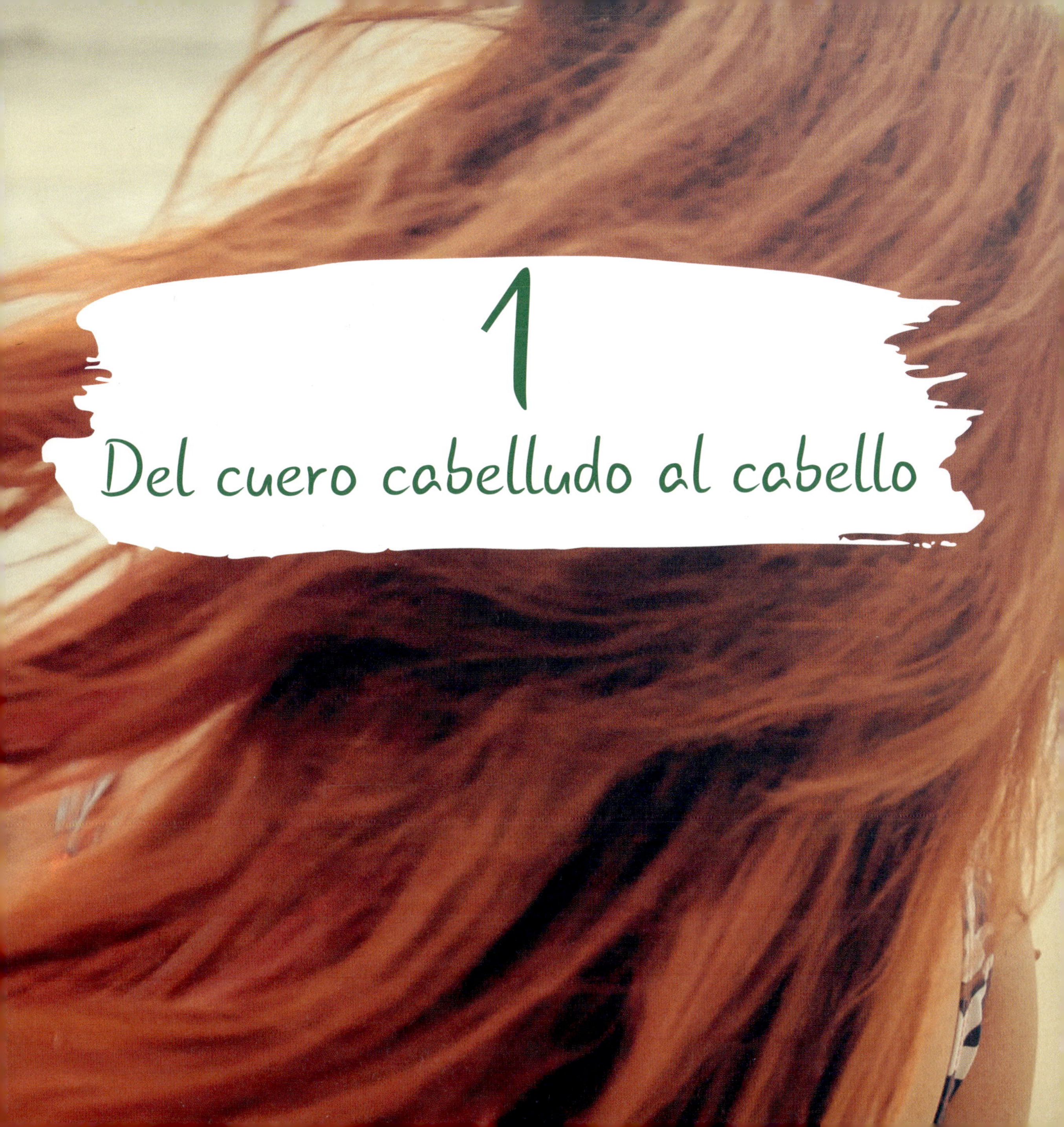

1

Del cuero cabelludo al cabello

El cuero cabelludo, para nada cuero

El término "cuero cabelludo" es inadecuado, ya que la piel que recubre el cráneo es la misma que envuelve el resto del cuerpo. El cuero cabelludo indica la parte de piel en la que crece el cabello.

Analicemos las distintas capas de la piel:

La epidermis

Constituye la capa exterior y, no obstante su grosor, que no supera el de una hoja de papel de seda, se compone de una capa superficial y una profunda. No está vascularizada.

La **capa superficial**, denominada también capa córnea, desempeña una función protectora. Las capas más profundas protegen contra los efectos del medio ambiente, pero menos en caso de golpes y lesiones.

- La capa córnea está formada principalmente por queratina en forma de células sin núcleo y organismos citoplasmáticos. Estas escamas unidas ofrecen una verdadera protección que sin embargo puede ser dañada por muchos productos químicos. La piel no es para nada una barrera impermeable, ¡todo lo contrario! Deja pasar los elementos indispensables, pero también sustancias a menudo perjudiciales para la salud. Es suficiente observar la acción de los dispositivos "transdérmicos" que se comportan como verdaderas perfusiones lentas pero eficaces porque cruzan la barrera cutánea sin perforarla. La superficie de la piel presenta tres millones de poros, diminutos orificios que excretan el sudor, y cinco millones de folículos pilosos que se encargan de segregar el sebo y formar el cabello.
- La capa córnea se renueva cada tres semanas para conservar la máxima eficacia. En la parte superficial, aparece como una red de surcos presentes en toda la su-

perficie del cuerpo. A lo largo de los años esta malla se extiende, signo de una desorganización dérmica y del envejecimiento cutáneo.

La **capa profunda**, o epidermis propiamente dicha, está formada principalmente por queratinocitos, melanocitos, células de Langerhans y células de Merkel.

Los **queratinocitos** constituyen el 80% de las células epidérmicas y tienen la función de segregar la queratina, una proteína fibrosa muy resistente.

Los **melanocitos**, que ascienden al 13%, se encuentran en la capa basal o germinativa y producen melanina, el pigmento que da color a la piel y al pelo y que protege también de los rayos UV. La diferencia en el color de la piel entre blancos y negros se produce a través de los melonocitos. En la raza blanca, estas células producen pequeños gránulos de feomelanina, pigmentos que van del amarillo al rojo pardo, responsables del color claro. En la raza negra, en cambio, los melanocitos producen eumalanina, cuyos granos son de dimensiones más importantes y sobre todo de color oscuro. Durante la exposición al sol, solamente los melanocitos de las personas de piel clara se activan para que se produzca el bronceado, una herramienta de protección contra el sol.Y sin embargo no todos producen la misma cantidad de melanina, así que algunas personas no pueden producir ni siquiera la necesaria para proteger la piel contra los rayos perjudiciales del sol.

Durante la fase de activación de los melanocitos la piel sufre la mayor parte de los daños más graves (envejecimiento, cáncer, etc.). Las pieles muy claras deben protegerse de manera eficaz y no exponerse al sol durante demasiado tiempo.

- **Las células de Langerhans**, que representan un 4%, aseguran la protección de la piel y el organismo en general, y se ocupan de los agentes infecciosos que serán eliminados posteriormente por los linfocitos T. Estas células se encuentran en la capa de Malpigio.

Sección de la piel

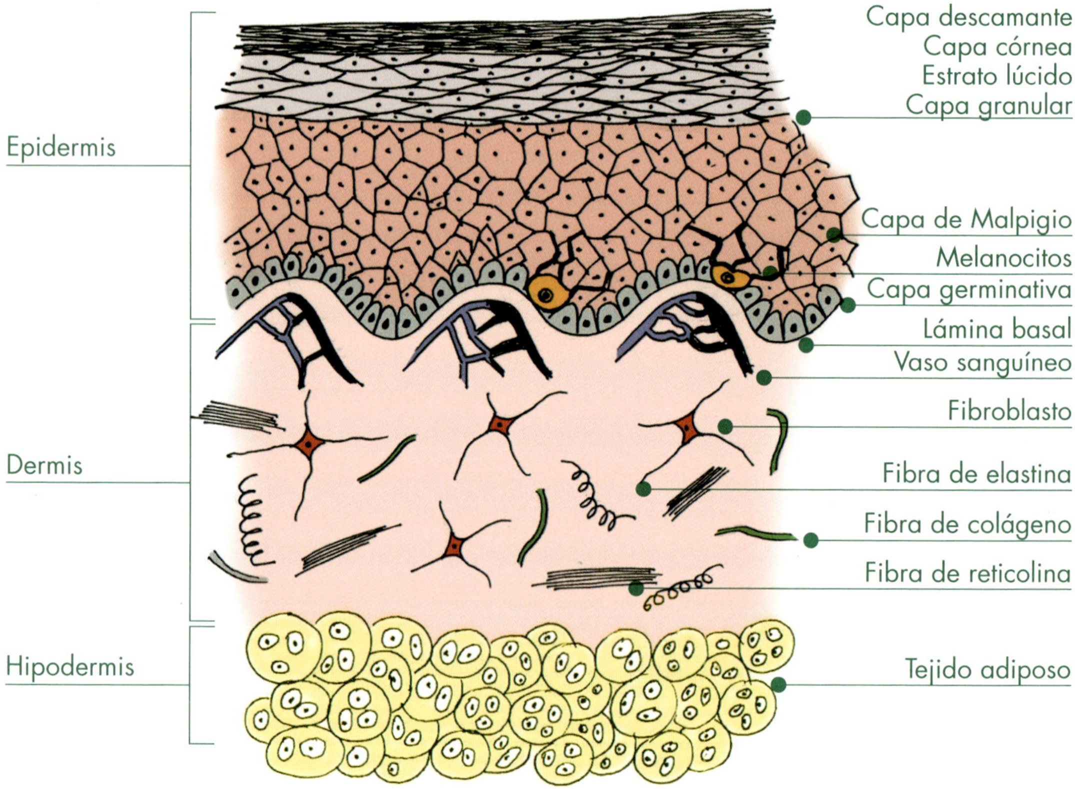

- Las **células de Merkel**, situadas en el sector basal, contribuyen a la inervación de la piel.
- En la parte inferior, una verdadera barrera, junto con la membrana basal, entre la epidermis y la dermis, se encuentra la **capa germinativa** formada por queratinocitos que pueden dividirse. Sabemos que la descamación consiste en la eliminación de la piel muerta, es decir, de las capas celulares muertas que deben necesariamente ser reemplazadas para mantener la piel íntegra y elástica. De esta manera, cada vez que una capa celular córnea se elimina, se reemplaza inmediatamente por una nueva capa subyacente producida por la capa germinativa. Las células más viejas son reemplazadas continuamente por una capa de células jóvenes.
- Por último, la **membrana basal**, o lámina basal, asegura la conexión entre dermis y epidermis. Esta membrana filtra los elementos que migran entre las dos capas de tejido, en ambas direcciones.

La dermis

Incluye los numerosos anexos cutáneos y constituye el tejido de soporte y nutrimento de la epidermis. Avanzando del exterior al interior, encontramos:

- las **papilas dérmicas**, situadas debajo de la membrana basal, aumentan considerablemente la superficie de intercambio entre la dermis y la epidermis;
- las **asas capilares** siguen la forma de las papilas dérmicas. Estos nudos de capilares sanguíneos permiten el intercambio y confluyen en los vasos sanguíneos dérmicos;
- las **terminaciones nerviosas sensoriales** se encuentran, como las asas capilares, en contacto con las papilas dérmicas y transmiten las sensaciones táctiles (mecánicas, térmicas o dolorosas) hasta el cerebro;
- las **terminaciones nerviosas simpáticas** inervan las glándulas sudoríparas, los músculos erectores del pelo y los vasos sanguíneos;
- los **corpúsculos de Meissner**: diferentemente de las terminaciones nerviosas, reciben solo información relacionada con el tacto;

- los **vasos sanguíneos dérmicos** son numerosos pero no penetran en la epidermis. Aportan oxígeno y los elementos nutritivos necesarios y al mismo tiempo drenan por medio de las venas las escorias producidas. El cuero cabelludo es una zona muy vascularizada, por lo que sangra abundantemente en caso de lesiones.
- los **vasos linfáticos dérmicos** completan la acción del sistema circulatorio venoso, drenando las escorias, los agentes infectivos, el líquido intersticial y las proteínas;
- los **fibroblastos segregan** a lo largo de nuestra vida el colágeno, la elastina y los glicosaminoglicanos;
- Las **glándulas sebáceas** segregan el sebo, sustancia adiposa. En la superficie del cráneo, se mezcla con la transpiración, formada principalmente de agua y que crea una película hidrolipídica;
- Las **glándulas sudoríparas ecrinas**, fundamentales para el hombre. Presentes en el cuerpo humano en un número elevado (unos tres millones), producen calor, indispensable para regular el metabolismo basal y los picos térmicos provocados por el trabajo, el deporte o las temperaturas externas demasiado elevadas. De esta manera el cuerpo puede mantener una temperatura interna normal, sin el riesgo de alterar las funciones vitales;
- Los **conductos sudoríparos** descargan el sudor en la superficie de la piel;
- Los **folículos pilosebáceos**, particularmente numerosos en la superficie del cuero cabelludo, reúnen los pelos (en este caso, el cabello) y relativos anexos, como las glándulas sebáceas, que segregan el sebo, lubrificante del cabello, las glándulas sudoríparas y los músculos rectores del pelo;
- Los **músculos erectores del pelo**, responsables de la piloerección durante un gran susto, por ejemplo. Estos músculos, insertados en la base de los folículos pilosebáceos, permiten combatir en parte el frío por medio del fenómeno "piel de gallina";
- el **cabello**: en una cabeza es posible encontrar entre 100.000 y 200.000 cabellos, según el sexo.

La hipodermis Esta última capa, denominada tejido adiposo, constituye un colchón de grasa protectora. Su grosor puede variar en función de la zona del cuerpo. En la cabeza, este estrato es muy delgado.

Esta descripción anatómica de la piel nos permite comprender la extrema peligrosidad de algunos productos químicos que pueden migrar de la superficie del cuero cabelludo hacia el organismo. Transportados por el sistema circulatorio y linfático, vehículo insustituible de los elementos nutritivos, los productos metabolíticos pero también los venenos exógenos, pueden llegar a todas las partes del cuerpo hasta el cerebro, no obstante la protección ósea. Hoy en día, no estamos en condiciones de determinar con precisión los daños causados por estos productos, pues aun si conociéramos los riesgos de cada componente, sería difícil evaluar el impacto en la salud en combinación con muchas otras sustancias. Podemos darnos cuenta leyendo la composición en los envases de las coloraciones y saber de antemano el cóctel de componentes químicos, que resulta aberrante, pues algunos productos no son solo peligrosos, sino incluso explosivos.

El cabello, un pelo especial

El cabello, un filamento de queratina

El cabello desempeña una función protectora especial, aunque presenta una composición química similar a la del vello.

Consta de dos partes:

La parte interna: la raíz

Situada en la dermis, en el fondo de una bolsa tubular denominada folículo piloso, verdadera invaginación de la epidermis en la dermis, la raíz constituye la parte viva del cabello. Implantado de manera oblicua, el folículo piloso se abre, a nivel de la epidermis, en el folículo pilosebáceo, denominado también orificio folicular. En la parte inferior presenta el bulbo pilífero, en forma de pera, cerca del límite entre la dermis y la epidermis. Se divide en:

- **matriz capilar**: en esta zona de intensa multiplicación celular nace y se forma el cabello;
- **papila dérmica**: situada en el fondo del bulbo, nutre el cabello.

Encima aparece un abultamiento, el bulbo, en el que se inserta el músculo erector.

El folículo presenta dos protuberancias, denominadas cuellos, uno inferior, encima del bulbo, y uno superior; entre los dos se encuentra una parte cilíndrica, denominada istmo. En esta parte superior desemboca la glándula sebácea por medio de un pequeño canal.

El pelo está fijado a la parte inferior del folículo piloso, mientras en la parte superior no se adhiere.

El cabello

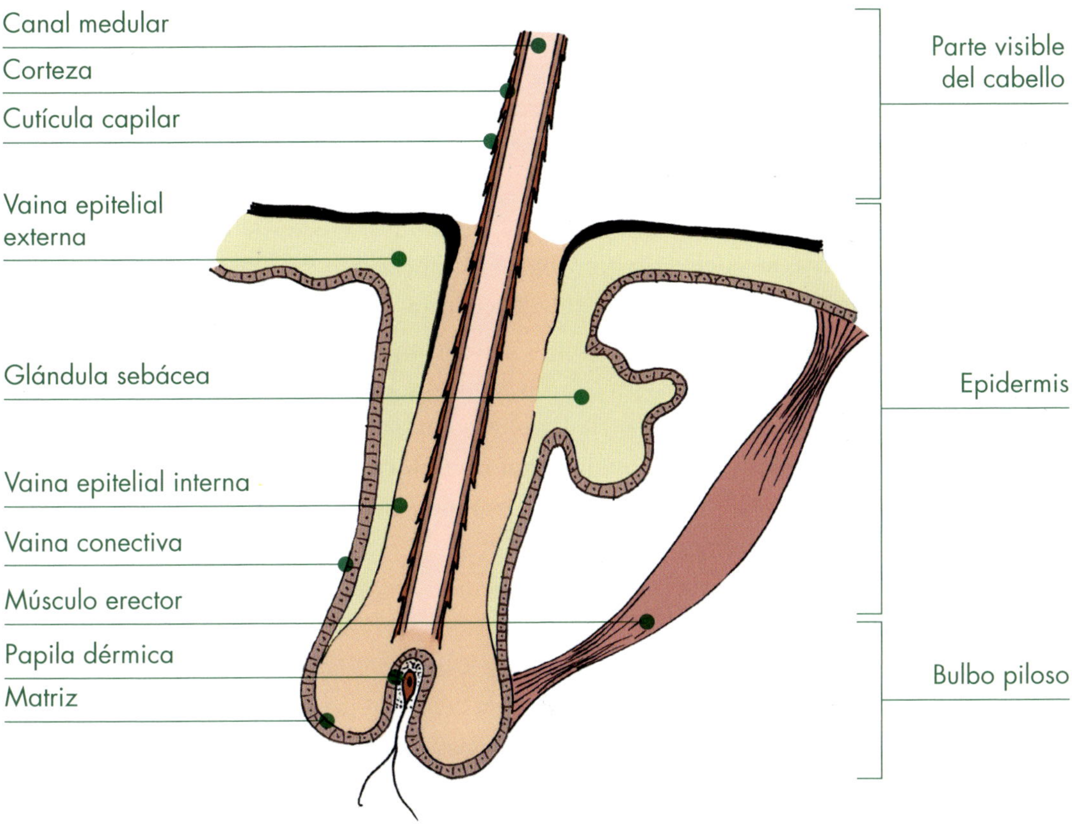
Canal medular
Corteza
Cutícula capilar
Vaina epitelial externa
Glándula sebácea
Vaina epitelial interna
Vaina conectiva
Músculo erector
Papila dérmica
Matriz
Parte visible del cabello
Epidermis
Bulbo piloso

La parte externa: el tallo piloso

Parte visible del cabello, sale de la piel según un ángulo que puede variar de 31° a 59°. No es perpendicular al cráneo y sigue algunas líneas de crecimiento. El cabello consta de tres capas concéntricas compuestas principalmente de queratina.

Del exterior al interior, encontramos:

- la **cutícula**, protege las capas inferiores. Formada por grandes células planas de queratina, dispuestas formando escamas e impermeabilizadas por una sustancia intercelular, la cutícula protege de la acción de los elementos externos. Cuando la cutícula se lesiona, por ejemplo, por efecto de las coloraciones, las demás capas se vuelven permeables y el cabello pierde resistencia.
- la **parte intermedia**, denominada **corteza** o **córtex**, representa el 90% del peso del cabello. Está formada por células largas queratinizadas y agrupadas en tallos, la corteza asegura un cabello resistente y suave. Las células que producen melanina son responsables de la coloración del cabello;
- la **parte central**, denominada **canal medular**, es un túnel de células muy flojas. Esta zona, tal y como indica el nombre, constituye la médula del cabello.

Fisiología del cabello

En nuestra cabeza, entre los 100.000 y los 150.000 cabellos forman un verdadero casco protector. A lo largo de la vida, la densidad del cabello varía en función de la edad. En un bebé, la densidad alcanza más de 1000/cm^2 para luego disminuir a unos 700/cm^2 a los veinticinco años. Cada día perdemos de veinticinco a sesenta cabellos. Si se excede este número, el fenómeno se convierte en algo anormal y debe detenerse inmediatamente.

Además, la densidad capilar puede disminuir en función de numerosos factores: por causas genéticas, hormonales, emotivas, en relación con el estilo de vida, el estado de salud, el mantenimiento del cabello, etc. En muchos casos se puede llegar a la calvicie.

El cabello tiene un ciclo de vida, y de cada folículo piloso puede nacer un promedio máximo de quince cabellos. El ciclo del cabello consta de tres fases.

La fase anagen

La papila se encuentra en estrecho contacto con el bulbo pilífero. La multiplicación celular es intensa y nace el pelo joven. Al comienzo, el pelo viejo se encuentra en el folículo pero se expulsa pronto hasta caerse. Durante esta fase el cabello crece inclusive durante cinco o seis años, no obstante en algunos casos la fase de crecimiento no supera los dos años.

Las personas en la que esta fase es breve no lograrán que el cabello crezca a más de cierta longitud. Por el contrario, una fase anagen larga permite tener cabello largos.

En situaciones normales, más de tres cuartos de nuestro cabello se encuentran en la fase de crecimiento. Por último, hay una pequeña diferencia entre el hombre y la mujer: el ciclo dura un promedio de tres años en el hombre, mientras que es más largo (de cuatro a siete años) en la mujer.

La fase catagen

Llamada también fase de involución, se distingue por la restricción del folículo, la reducción del bulbo y el cese de la actividad de las células de la matriz. La base del pelo se hincha y el pelo se libera de la matriz para subir a lo largo del folículo piloso. Esta fase, que dura de dos a tres semanas, prepara el cabello para la fase de descanso.

La fase telogen

El cabello no crece más, pero se queda adherido al folículo. Queratinizado por completo, migra lentamente hacia la superficie. El bulbo atrofiado se encuentra en descanso y la papila está aislada del folículo. Esta fase de descanso dura de seis a siete meses al final de la cual el cabello cae y sale lentamente sustituido por uno nuevo que quedará en su lugar durante cuatro años. El cabello en descanso constituye entre el 10% y el 12% del total.

Ciclo de crecimiento del cabello

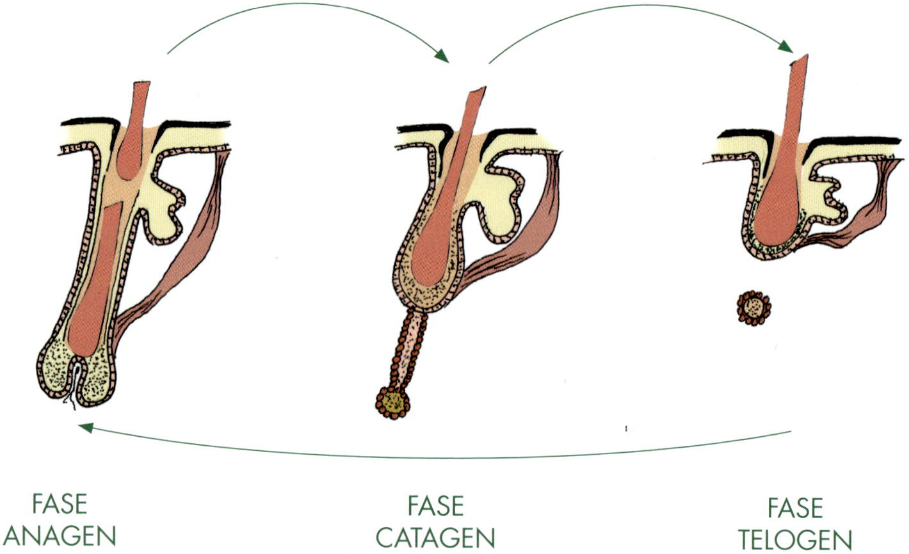

El cabello, una masa de queratina

El cabello, hilo flexible de queratina, forma parte de las llamadas faneras. Crece de 0,3 a 0,4 mm cada día, es decir, unos quince centímetros al año, sin un ciclo de temporada, pero de manera totalmente aleatoria. Cada individuo posee un número determinado de folículos pilosos cada uno de los cuales producirá a lo largo de la vida unos quince cabellos. El número de folículos no puede variar.

A nivel químico, la queratina es una escleroproteína, una proteína fibrosa que contiene dos aminoácidos principales, cistina y metionina, minerales como el calcio, el magnesio y el zinc, muy pocos lípidos y no contiene agua.

Esto hace que presente las características siguientes:

- gran resistencia, en especial a la tracción, gracias a la cistina;
- resistencia a las encimas y en especial a la putrefacción. El cabello muerto termina cayendo, pero por un tiempo más o menos largo conserva intacta la estructura;
- resistencia a las sustancias químicas. Si bien el cabello permanece estable en un intervalo de pH entre 4 y 8 y resiste a los solventes orgánicos, cabe recordar que es sensible a los productos decolorantes, al amoniaco y a otros productos que pueden comprometer su estructura.

En cuanto a las canas, la pérdida del color deriva de la carencia de tirosina.

Las afecciones del cuero cabelludo, del cabello y los tratamientos naturales

El cabello de por sí se altera muy raramente, de no ser por factores externos, a saber, decoloraciones o contaminación atmosférica. Los problemas surgen sobre todo a nivel del cuero cabelludo y pueden derivar de varios factores. Las enfermedades del cuero cabelludo son numerosas y no las abordaremos todas, pues algunas requieren cuidados específicos que no podemos abordar en este libro. Los consejos ofrecidos se refieren exclusivamente a patologías benignas.

Presta atención si te quieres teñir el cabello. La mínima afección del cuero cabelludo es una puerta de acceso potencial a los numerosos venenos contenidos en las coloraciones químicas. En caso de dudas, escoge un tinte 100% natural.

Las alergias

Hoy en día se desconocen las causas de las alergias que pueden atacar el cuero cabelludo y cualquier otra parte del cuerpo. En el caso del cuero cabelludo, las alergias pueden ser provocadas por objetos: sombreros, gorras, peines, bigudíes, cascos de moto; o productos: champús, desenredantes, lociones capilares, coloraciones, etc.

El picor a en el cuero cabelludo no es siempre de origen alérgico. Piensa, por ejemplo, en otras patologías, como el eczema.

Consejos naturales

A menudo los aceites esenciales son el mejor remedio, pero cuidado, porque también pueden causar alergias. Antes de usarlos, haz una prueba aplicando una gota del aceite esencial seleccionado en la parte interior del codo.

En este caso, es preferible usar la manzanilla europea. Si la prueba de alergia resulta negativa, puedes aplicar sin riesgos tres veces al día una o dos gotas de aceite esencial en la zona afectada. También puedes probar talco con aceites esenciales, que puedes pedir a tu farmacéutico. Agrega a 100 g de talco las siguientes cantidades de aceites naturales: 1 g de manzanilla común, 1 g de estragón, 1 g de geranio rosa, 1 g de palmarosa, 1 g de manzanilla de Castilla.

La alopecia areata

La alopecia areata se distingue por la pérdida de cabello en áreas definidas. El cuero cabelludo está intacto y no está lesionado, sin embargo los cabellos caen en mechones. Se desconocen las causas, si bien algunos estudiosos creen que se trata de una reacción autoinmunitaria, asociada a una enfermedad autoinmutaria como la vitíligo, el lupus eritematoso o la artritis reumatoide. En la mayoría de los casos, el cabello vuelve a crecer al cabo de unos meses (las células matrices de los folículos no están destruidas). En algunos casos, sin embargo, la enfermedad se vuelve crónica y el cabello no crece más.

Consejos naturales

- Agrega unas diez gotas de aceite natural de ylang-ylang a un champú delicado.
- Prepara una loción con dos cebollas cortadas en un litro de agua hervida. Deja enfriar y cuela la loción. Fricciona el cuero cabelludo con esta loción diariamente.
- Masajea el cuero cabelludo con la loción de ortiga descrita.

Los chichones

¿Quién no chocó alguna vez con un farol por la calle, o con el canto de una mesa al levantarse? El resultado es un chichón, un bulto que se forma por la acumulación de sangre a raíz del golpe en el cuero cabelludo. El susto es mayor que el dolor, pero te conviene esperar un par de días antes de ir a la peluquería.

Consejos naturales

- Además de la árnica, que da siempre buenos resultados, aplica lo antes posible una gota de aceite esencial de curry (siempreviva del monte).
- Aplica de nuevo con frecuencia horaria.

La calvicie

La calvicie o un escaso desarrollo del cabello no es un fenómeno congénito. La calvicie, también conocida como alopecia, es generalmente una patología adquirida originada por varias causas. Normalmente, la pérdida del cabello se relaciona con una disminución de la actividad de los folículos pilosos debido a la vejez. Sin embargo, a día de hoy, aproximadamente una persona de cada tres pierde el cabello a los treinta años, porcentaje que llega a uno de cada dos a los 50 años. Se trata de un fenómeno amplio y anormal.

Si se excluyen algunas enfermedades del cuero cabelludo que causan la pérdida del cabello en zonas localizadas, la calvicie ataca generalmente a todo el cráneo. La zona parietal es la primera en ser atacada, por lo que la parte superior de la cabeza comienza a perder el cabello. Sucesivamente la calvicie ataca la parte superior de la cabeza y si no se empieza un tratamiento para combatir el problema se extiende a todo el cráneo.

Las causas de la calvicie son aún desconocidas y podemos solo formular hipótesis sobre los factores desencadenantes: trastornos emocionales, profunda tristeza, sobrecarga intelectual, insomnio persistente, enfermedades graves (distiroidismo, hipoparatiroidismo, hipercorticoidismo, hipopituitarismo, lupus, periartritis, varicela, esclerodermia, sífilis, etc.), trastornos de la alimentación (carencia de hierro, vitaminas del grupo B, zinc), afecciones dermatológicas (erisipela, tiña, etc.) y otras afecciones que debilitan el organismo.

Algunos de los fármacos que pueden causar calvicie:

- antibióticos (gentamicina, etc.);
- anticoagulantes (heparinas, dextranos, etc.);
- anticonvulsivantes;
- antigota (alopurinol, etc.);
- antiinflamatorios (ibuprofeno, corticoides, etc.);
- antimitóticos (chlorambucil, vincristina, etc.);
- antitiroideos (carbimazol, etc.);
- hipocolesterolémicos (clofibrato, fenofirato, etc.);
- interferones;
- medicinales cardiovasculares (captopril, betablocantes, etc.);
- metales pesados;
- neurotrópicos;

... y muchos otros productos. Esta lista no es para nada exhaustiva.

El factor hereditario juega también un papel importante aunque solo al cabo de tres generaciones de calvos. Y no nos olvidemos del estrés, un mal de nuestra época y enemigo del cabello.

En todo caso, no tires la toalla porque es posible que existan soluciones.

Consejos naturales

Existen tantos tratamientos naturales para la calvicie como causas que la originan. Es difícil adivinar cuál funcionará. Depende del individuo, pero nada te impide intentarlo. Los resultados no son sistemáticos y dependen del estado de avance de la calvicie y de las causas reales.

- Recientes estudios japoneses han destacado la propiedad de los propóleos y su acción terapéutica contra la calvicie, pues dopa el crecimiento capilar. Un hecho interesante: los propóleos surten efecto en los folículos pilosos inhibidos desde hace mucho tiempo.
- La mezcla tradicional de huevo y ron de alta calidad. Para obtenerla, bate dos huevos en una mezcla de partes iguales de agua tibia y ron. Aplícala sobre el cuero cabelludo masajeando suavemente. Deja secar y en descanso toda la noche. Por la mañana, lava el cabello con un champú delicado. Repite dos veces por semana.
- Antes de lavar el cabello, espolvorea sal sobre él y cepíllalo.
- Una loción obtenida uniendo partes iguales de aguardiente de trigo o ron y agua podría darte, según algunos expertos, resultados excelentes y favorecería el crecimiento capilar.
- Utiliza aceite esencial de cedro del Atlas. Aplica de tres a cuatro gotas sobre el cuero cabelludo masajeando para repartirlo uniformemente. Repite la operación a menudo.
- Otros aceites esenciales. En un pequeño frasco, mezcla: 10 gotas de cajeput, 10 gotas de tea tree, 10 gotas de cidra, 20 gotas de geranio rosa, 10 gotas de limón, 20 gotas de jengibre y 10 gotas de palmarosa. Antes de lavar el cabello, aplica cuatro gotas de la mezcla con un poco de champú suave. Aplica el champú masajeando bien y deja actuar de dos a tres minutos. Aclara con abundante agua, terminando con un enjuague con agua fría.
- Un complejo de vitaminas del grupo B puede dar excelentes resultados. Es inútil prescribir complejos vitamínicos en cápsulas. Simplemente agrega a las ensaladas o a otros platos una generosa cucharada de levadura para alimentos.
- Sal bioquímica. Pide a tu farmacéutico *Kalium sulfuricum* 3 CH, envase de 30 g. Cada día toma una dosis en poca agua.

La dermatitis seborreica (Unna)

Hemos visto que el folículo piloso segrega sebo por medio de las glándulas sebáceas. En este caso, se forma un exceso de sebo en la frente, en el borde del cabello. Esta zona, bien delimitada, de unos 2 cm de ancho, está cubierta por una piel fina y amarillenta que se convertirá en escamas antiestéticas. La patología no es grave, pero es necesario limpiar regularmente las secreciones sebáceas de la zona recubierta por escamas y liberar los folículos pilosos de costras que puedan comprometer el desarrollo del cabello. También en este caso, presta atención a los cosméticos que usas, a menudo demasiado agresivos. Escoge productos realmente naturales. Además, una hipersecreción sebácea puede ser causada por cambios hormonales, por ejemplo durante la pubertad, por una ralentización de la circulación sanguínea, por trastornos hepáticos, por una alimentación demasiado rica en grasas, etc.

Consejos naturales

- Lava el cabello con un champú delicado enriquecido. Para obtenerlo, agrega 50 gotas de aceite esencial de cedro del Atlas, 50 gotas de aceite esencial de limón y 50 gotas de aceite esencial de palmarosa.
- Lava el cabello cada dos días y enjuágalo con agua fría.
- Prepara una loción a base de 20 cl de alcohol 30° o 40° y los aceites esenciales siguientes:
  - 20 gotas de cajeput;
  - 10 gotas de palmarosa;
  - 20 gotas de cidra;
  - 20 gotas de geranio rosa;
  - 20 gotas de tea tree;
  - 10 gotas de canela.

Aplica la loción en la zona afectada con un disco de algodón todas las mañanas.

El cutis verticis gyrata

Es una patología rara, que se distingue por una alteración de la superficie del cuero cabelludo, debido a una hipertrofia o hiperlaxitud, con aparición de pliegues que pueden provocar infecciones. La CVG, cuyo origen está asociado a patologías metabólicas o iatrogénicas, no es una patología grave, si bien plantea trastornos de carácter estético y puede tratarse solo quirúrgicamente.

La dermatitis herpetiforme o enfermedad de Duhring-Brocq

Al comienzo del siglo XX, Brocq engloba bajo el término "parapsoriasis" todas las dermatosis eritemato-descamativas idiopáticas que, aunque muy diferentes entre sí, presentan algunas analogías. Entre estas encontramos las dermatosis figurada mesopectoral de Brocq, eccemátide caracterizada por la erupción de pápulas, al principio pequeñas, de color rosado. Estas pequeñas erupciones de la piel se amplían con la evolución del tiempo hasta alcanzar los 2 cm de diámetro y pueden aparecer no solo en el cuero cabelludo, sino también sobre el pecho y sobre la espalda, entre los omóplatos.

Por tanto, forman secciones de círculos con los bordes en relieve y huecos en el centro.

De naturaleza seborreica y similar al eczema pero sin la aparición de vesículas, esta afección puede confundirse con la psoriasis.

Sí, entre los factores que las desencadenan encontramos los conocidos champús y jabones ordinarios, pero cabe resaltar la importancia de los factores psicológicos, cuyo papel puede ser clave, así como los períodos de intenso cansancio. Además, pueden considerarse todos los factores que comprometen el funcionamiento del folículo.

Si la afección no se trata rápidamente, algunos síntomas persistirán, como el picor, la formación de escamas y costras.

Consejos naturales

- El remedio homeopático *Mercurius solubilis* 3 CH, dos dosis por día, da buenos resultados
- Siempre para uso interno, encarga a tu farmacéutico una mezcla de sales bioquímicas a 3 CH: *Calcarea phosphorica*, *Kalium sulfuricum* y *Natrum sulfuricum*. Ingiere un cuchara dosificadora una vez al día en poca cantidad de agua.
- Aplica aceite esencial de enebro de Virginia en las zonas afectadas.

La dermatitis seborreica infantil

Hasta los seis meses la "costra láctea" es un trastorno a menudo inofensivo debido a una cantidad excesiva de secreciones lipídicas en el cuero cabelludo, que genera escamas de un color amarillento, espesas y antiestéticas. Estas placas desaparecen naturalmente, pero pueden también empeorar y causar eczemas.

La dermatitis seborreica tiene los mismos síntomas en los adultos, sobre todo en los hombres de veinte y cuarenta años, en función del estrés, los niveles de ansia y el estado de cansancio y contaminación. El empleo de champús demasiado agresivos podría convertirse en un factor agravante.

A menudo crónica, esta patología benigna requiere un tratamiento delicado.

Consejos naturales

- Baños de sol controlados durante el verano para los adultos.
- Lavado del cabello y rostro con productos delicados.
- Solo para adultos:

agrega a 20 cl de aceite de pepino: 10 gotas de aceite esencial de tomillo tuyanol, 15 gotas de tea tree, 10 gotas de geranio rosa, 10 gotas de aceite esencial de cajeput, 10 gotas de lavandín súper. Masajear cuidadosamente el cuero cabelludo por la noche, mantener en descanso toda la noche y lavar el pelo al día siguiente con un champú delicado.

La foliculitis decalvante

También conocida como enfermedad de Quinquaud, se distingue por una inflamación de los folículos pilosos (foliculitis) provocada por una acumulación de sebo en la dermis. Por lo tanto, causa una pérdida de cabellos en zonas localizadas.

Consejos naturales

- Aplica fangos a base de arcilla en el cuero cabelludo dos o tres veces a la semana.
- Agrega unas diez gotas de aceite esencial de tea tree a la preparación, aplícala, envuelve el cabello con una toalla y deja descansar toda la noche.
- Por la mañana lava el cabello con un champú delicado.

Consulta también los consejos recopilados al final del libro.

El granuloma piógeno de Bennecke y Küttner

Llamado también botriomicoma, este tumor benigno se presenta en forma de úlceras. Las pequeñas lesiones inflamadas de color rojo oscuro, separadas del resto de la piel por un pequeño surco, sangran a la mínima agresión.

Las causas son múltiples: algunos fármacos, un trauma local o una infección bacteriana por estafilococo. El principal tratamiento aconsejado es la ablación quirúrgica con un examen preliminar del tumor para no confundirlo con un melanoma.

Consejos naturales

- Para reforzar las defensas inmunitarias, toma todas las mañanas un pequeño vaso de cloruro de magnesio (un sobre de 20 g disuelto en un litro de agua poco mineralizada).
- Aplica un poco de talco por la noche.
- Pide a tu farmacéutico la siguiente preparación: 100 g de arcilla blanca, 1 g de aceite esencial de limón, 1 g de laurel, 1 g de aceite esencial de tomillo tuyanol, 1 g de aceite esencial de ajedrea (*Satureja montana*).

Hidradenoma del cuero cabelludo

Existen varias formas en función de la zona en donde se desarrolla. Cuando afecta al cuero cabelludo, se denomina hidradenoma eruptivo de Darier-Jacquet, llamado también simplemente siringoma. Esta afección está constituida por pequeños tumores a cargo de las glándulas sudoríparas, que forman placas. Estas pápulas, cistosas y duras, segregan un líquido desagradable que causa alopecia.

En general, se aconseja un tratamiento basado en la electrocoagulación para eliminar estas lesiones antiestéticas.

Consejos naturales

- Aplica tres veces por semana un cataplasma de arcilla en el cabello y deja descansar toda la noche. Lava el cabello por la mañana siguiente con un jabón delicado o un champú al quillay.
- Aplica localmente 2 o 3 gotas de la siguiente mezcla:
  - 60 gotas de aceite esencial de curry;
  - 20 gotas de aceite esencial de romero 1,8 cineol;
  - 20 gotas de aceite esencial de lavandín;
  - 20 gotas de aceite esencial de laurel.

El querión o tiña supurativa

El querión de Celso o hidradenitis supurativa es una infección causada por hongos microscópicos de origen animal, denominados dermatofitos, como el Trichophyton mentagrophytes de los cabellos, presente también en los ratones. El querión de Celso, una especie de tiña, se presenta bajo forma de placas circulares, espesas y duras. La superficie de costra presenta orificios foliculares de los cuales supuran pus y sangre. La raíz del cabello que padece esta condición no resiste, y el cabello termina cayendo con la formación de antiestéticas placas de alopecia.

El querión se acompaña a menudo por síntomas de infección, como fiebre, dolores musculares y malestar general. Puede curarse rápidamente tan pronto como se presentan los síntomas y generalmente el cabello vuelve a crecer en seis o doce meses. Sin embargo, si la infección es grave pueden permanecer zonas de alopecia cicatricial sin cabello. Por lo tanto es importante no infravalorar la infección y no dejar que se extienda.

Consejos naturales

- Aplica localmente de tres a cuatro veces al día la preparación de aceites esenciales siguientes (son suficientes tres o cuatro gotas): 30 gotas de aceite esencial de lavanda angustifolia o de lavandín, 10 gotas de aceite esencial de canela, 30 gotas de aceite esencial de tea tree, 30 gotas de aceite esencial de manzanilla y 30 gotas de aceite esencial de geranio rosa.
- Si esta preparación produce ardor, puedes usar un aceite enriquecido con aceites esenciales, agregando a 20 cl de aceite de almendras dulces: 10 gotas de aceite esencial de tea tree, 10 gotas de aceite esencial de geranio rosa, 10 gotas de aceite esencial de clavel, 10 gotas de aceite esencial de menta, 10 gotas de aceite esencial de patchouli.
- Aplica el aceite en el cabello y envuélvelo bien antes de ir a acostarte.
- Lava el cabello con un champú delicado.

El lupus eritematoso

Sin ahondar en los detalles, que no es nuestra finalidad, el lupus eritematoso o sistémico es un trastorno genético que aparece más a menudo en las mujeres, con regresión después de la menopausia. Se trata de una enfermedad crónica bastante grave que puede comportar lesiones renales, cerebrales, alteraciones de los vasos sanguíneos y de los órganos en general.

Por lo que concierne a la piel, las lesiones pueden afectar al cuero cabelludo bajo forma de placas rojas con costras, que comportan una alopecia localizada. El enfermo que padece solo lesiones cutáneas generalmente no sufre complicaciones importantes. En este caso la persona padece lupus dermatológico o lupus cutáneo, una forma benigna que puede derivar en lupus eritematoso.

El tratamiento es generalmente bastante complejo y requiere la consulta terapéutica de un médico.

Consejos naturales

- *Arsenicum album* 15 CH, dos gránulos cuatro veces al día.
- Agrega a un frasco de champú delicado 50 gotas de aceite esencial de tea tree. Lava el cabello con este champú especial.

El monilethrix

Se trata de una enfermedad hereditaria que aparece de manera temprana en el niño. Denominada también aplasia monoliforme, el monilethrix se distingue por una alopecia a menudo definitiva acompañada por hiperqueratosis folicular (pequeñas hinchazones de color rojo pálido). Es una enfermedad que ataca el bulbo y el cabello, pero en las formas graves puede atacar también otras partes del cuerpo.

Se desconocen tratamientos naturales.

Los nevos

Dos formas principales pueden atacar el cuero cabelludo.

El nevo verrugoso es un pequeño tumor benigno, irregular, a menudo blando, liso y de un color que oscila entre el amarillo y el marrón, cuyas dimensiones no superan las de una almendra. Fácilmente visible en el cuero cabelludo, pues está desprovisto de cabello, este tipo de nevo se acompaña a menudo de picor y puede evolucionar en una forma tumoral más grave. El tratamiento principal es la exéresis por medio de crioterapia, cirugía o láser. La segunda forma es el nevo sebáceo de Jadassohn, una lesión de color que va del amarillo al rosa y que ataca al cuero cabelludo pero puede extenderse también al rostro. Las dimensiones varían de algunos milímetros a algunos centímetros y, como en el caso del nevo verrugoso, la superficie no está cubierta por el cabello. El único tratamiento eficaz es la ablación antes de la edad adulta.

Se desconocen tratamientos naturales para el tratamiento de esta afección.

La paraqueratosis

Con este nombre nos referimos generalmente a la caspa. Es una verdadera patología dermatológica que, si bien es benigna, es fastidiosa desde el punto de vista estético.

Esta descamación de las células del cuero cabelludo es causada por la presencia de células muertas debidas a:

- paraqueratosis seca, con caspa blanca y fina que se desprende con facilidad y es antiestética;
- paraqueratosis seborreica, cuya caspa es amarilla y más espesa. A esta forma se asocia una inflamación del cuero cabelludo, con un picor muy invalidante. Sin embargo, es una afección inocua que no causa algún riesgo de alopecia. Es particularmente molesta cuando se extiende a la nuca, a la frente, a la nariz o a las orejas. A menudo, los tratamientos naturales dan buenos resultados.

Consejos naturales

- Agrega a un champú delicado 4 gotas de aceite esencial de cedro del Atlas, 20 gotas de tea tree y 4 gotas de palmarosa. Frota el cuero cabelludo con sal gris fina, dos o tres noches seguidas. Cepilla el cabello por la mañana para eliminar la sal.
- Si tienes la suerte de vivir en el campo y contar con ortiga, recógela, luego machácala con poca agua. Cuela el zumo de ortiga obtenido y masajea el cuero cabelludo con esta loción.
- Bate dos huevos con un poco de ron y aplica esta preparación en el cuero cabelludo. Deja descansar una hora, luego lava el cabello con un champú delicado.

La sarna noruega

En el momento del diagnóstico, es importante no confundirla con el eczema o la psoriasis. Se transmite por medio de un ácaro, el *Sarcoptes scabiei*, que puede detectarse con el microscopio. Contagiosa pero benigna, el diagnóstico precoz permite erradicar la enfermedad y prevenir el contagio al cabo de tres a seis semanas de incubación.

Los síntomas, en especial el picor, pueden confundirse, pero algunos signos son muy específicos, como las lesiones rojas serpenteantes en la epidermis, que terminan a menudo con una protuberancia, en correspondencia de las zonas en que se depositan los huevos, vesículas perláceas y nódulos de color rojo oscuro.

Si bien la sarna noruega ataca a menudo las manos, las muñecas, los codos, las nalgas, las ingles y los órganos genitales externos, también puede afectar al cuero cabelludo y al rostro, en los adultos y niños.

Consejos naturales

- Baños con bicarbonato de sodio.
- Con un bastoncillo de algodón, aplica en las lesiones y ampollas una mezcla de ⅓ de aceite de enebro rojo y 2/3 de aceite de almendras dulces.

La tiña

Es una afección benigna, aunque fastidiosa y antiestética, causada por un hongo que ataca los folículos pilosos y el cabello. Los hongos responsables de esta micosis, el *Trichophyton tonsurans*, el *Microsporum canis* o el *Trichophyton violaceum*, atacan principalmente a los niños de tres a doce años y provocan manchas rojizas que pican y que causan la caída del cabello. Se contagia por contacto con los niños ya afectados o con animales portadores del hongo, como los gatos, por lo que es necesario tratarla rápidamente.

Consejos naturales

- Para el tratamiento de la tiña, prepara un cataplasma de arcilla verde. Agrega dos cucharadas de un aceite deseado. Mezcla bien y aplica sobre el cuero cabelludo. Deja descansar toda la noche y lava el cabello a la mañana siguiente con un champú suave.
- Frota el cuero cabelludo con bicarbonato de sodio. Deja actuar toda la noche y lava el cabello por la mañana.
- Aplica sobre el cabello, masajeando suavemente el cuero cabelludo, una mezcla de aceite de enebro rojo (⅓) y de aceite de almendras dulces (⅔). Deja actuar toda la noche y lava el cabello por la mañana.

La tiña microspórica (*consultar también* "La tiña")

Es una parasitosis causada por una infección de *Microsporum*, esporas de hongos transmitidas principalmente por perros y gatos, que pueden infectar a toda la familia.

Los síntomas pueden variar en función del estado de salud y de la resistencia inmunitaria de la persona afectada.

El cabello muere lentamente al ser atacado por muchísimas esporas o, en las mejores condiciones, se quiebran a nivel del cuero cabelludo y terminan cayendo. Por esta razón, la infección es llamada también tiña tonsurante. El hongo, el

Trichophyton, se desarrolla en el cuero cabelludo con placas de calvicie recubiertas por áreas de piel descamada.

Para solucionar el problema los tratamientos aconsejados deben realizarse a largo plazo.

Consejos naturales

- *Consultar también* "El querión".
- Agrega a un frasco de champú delicado 50 gotas de aceite esencial de tea tree. Lava el cabello con este champú especial.

Los traumas

Pueden variar del simple chichón a la fractura grave, con o sin heridas. El hecho de que el trauma no cause sangrado no significa que sea menos grave. En algunos casos importantes, se aconseja recurrir a exámenes específicos como una radiografía o TAC para determinar si hay un trauma craníco.

La tricotilomanía

Se trata de una pulsión incontrolable que lleva al paciente a arrancarse el cabello y el pelo en general. Por lo tanto, en el cráneo aparecen zonas con pocos cabellos e inclusive sin cabello. Es difícil determinar las causas y también un tratamiento eficaz.

No existen tratamientos naturales para esta afección.

Los tumores del cuero cabelludo

A menudo son inocuos, como los quistes, que son acumulaciones subcutáneas de sebo, pero pueden ser más graves, como los sarcomas y melanomas.

No existen tratamientos naturales para esta afección.

La síndrome de los cilindromas de Poncet-Spiegler

Llamado también tumor en turbante, puede surgir en el cráneo y extenderse hasta la nuca y la frente. Está formado por grandes chichones que pueden alcanzar las dimensiones de un huevo. No es grave, invalidante. Puede afectar principalmente a los jóvenes adultos y su crecimiento es progresivo hasta cubrir todo el cuero cabelludo, de aquí el nombre tumor en turbante. Se trata de una enfermedad hereditaria. Es suficiente un único familiar portador para que pueda surgir en los descendientes.

Consejos naturales

Puedes probar con cataplasmas de arcilla. El tratamiento puede durar varios meses y dar pocos resultados, pero merece la pena intentarlo.

El único tratamiento eficaz es la ablación que puede llegar, según la extensión, a la exéresis total del cuero cabelludo, seguida por la reconstrucción por medio de trasplante.

Las verrugas digitadas

Como todas las verrugas, tienen un origen viral y pueden desaparecer de manera espontánea. En el cuero cabelludo, se llaman verrugas digitadas y forman pequeñas acumulaciones de carne. Existen varios tratamiento químicos y naturales, pasando por el láser y el nitrógeno líquido. Te damos algunas sugerencias naturales, aunque te advertimos que estas verrugas pueden desaparecer de por sí.

Consejos naturales

- Prepara un alcoholato de thuja, dejando a macerar unos 30 g de hojas de tuya del Canadá (*Thuja occidentalis*) en una decena de cucharadas de alcohol a 70°. Deja macerar unos diez días y luego cuela la preparación. Aplica sobre las verrugas con un bastoncillo de algodón.
- Aplica cotidianamente un cataplasma de arcilla; puedes agregar una gota de aceite esencial de limón. Cubre la verruga y deja actuar toda la noche.

Los distintos colores del cabello

Aunque existen infinitos matices de color del cabello, básicamente hay siete colores.

El color del cabello depende de la pigmentación de los folículos pilosos, es decir del mayor o menor contenido de melanina o, para ser más precisos, de melaninas (en plural), pues existen dos tipos, la feomelanina y la eumelanina, cada una de las cuales establece el color definitivo del cabello.

La feomelanina: es responsable del color pelirrojo, que es el más inusual. El color definitivo es debido a una mayor o menor presencia de esta melanina en el folículo piloso. De esta manera, cuanto menos melanina tenga el cabello, más claro será. En función de la cantidad de melanina presente, tendremos todos los matices de rojo. A este factor se agrega la presencia de otros tipos de melanina.

La eumelanina: se divide en dos subtipos, la eumelanina negra y la eumelanina marrón.

El color de cabello depende de la combinación de estos tres tipos de melanina. Cada tinte deriva de una mayor o menor concentración de melanina.

El color rubio depende de una baja concentración de eumelanina marrón. Cuanto más aumenta la concentración, tanto más el cabello tenderá a ser moreno.

Una concentración baja de eumelanina negra da al cabello el color gris, que tenderá al negro cada vez más oscuro a medida que la concentración de eumelanina aumenta.

El numero de matices que pueden obtenerse es infinito.

En los salones de belleza, los colores naturales del cabello están definidos por una muestra de diez matices:

Negro
Moreno
Castaño oscuro
De castaño a rojo oscuro
De castaño claro a rojo
De rubio oscuro a rojo claro
Rubio medio
Rubio claro
Rubio muy claro
Platino

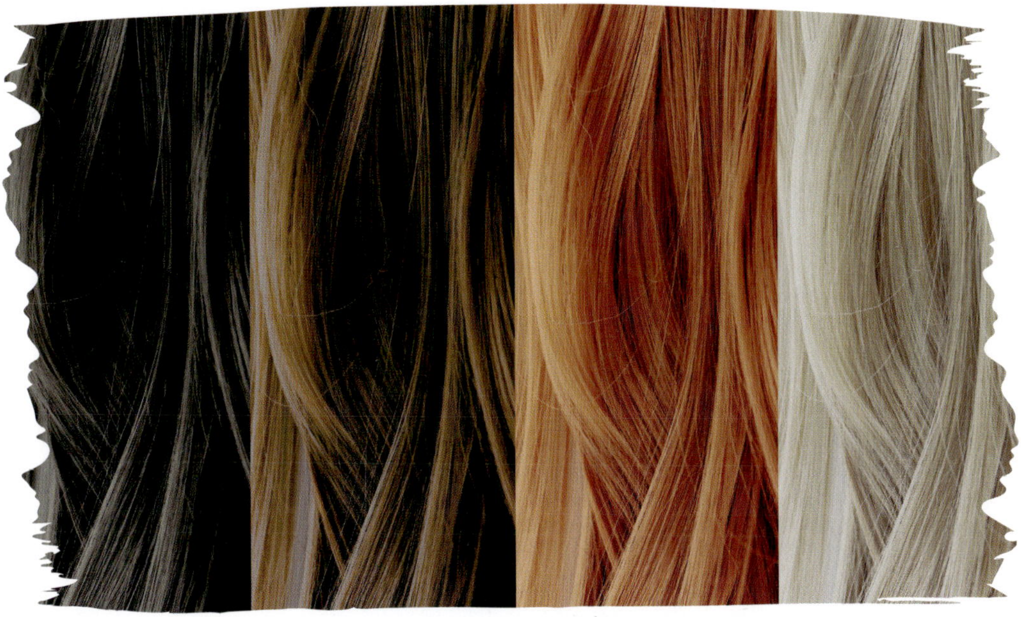

Los distintos tipos de cabello

Antes de teñir el cabello o realizar un tratamiento, es necesario determinar el tipo de cabello que tienes, aun si crees saberlo. Algunas señales son inconfundibles y te permitirán evitar errores a la hora de elegir los productos, inclusive si son naturales.

Una escasa atención puede implicar modificaciones de la consistencia natural del cabello, con repercusiones a largo plazo más o menos graves.

No obstante estos inconvenientes, debes saber que nada está perdido y que si eliminas las causas tendrás resuelto el 50% del problema. Por tanto, deberás tomar la mejor elección para obtener una melena brillante, suave, voluminosa y sedosa.

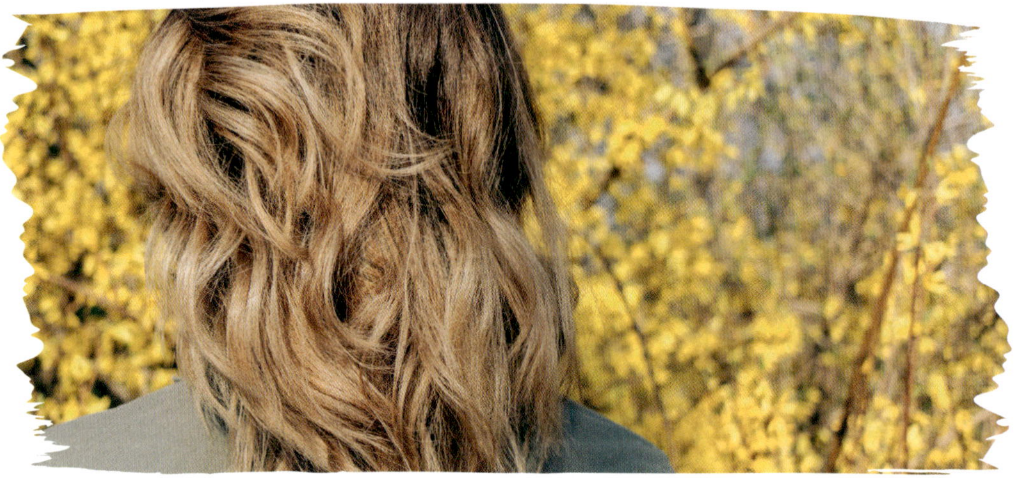

Tu tipo de cabello

Cabellos normales	Los cabellos de este tipo no tienen problemas concretos. El buen estado de salud se manifiesta por medio de un brillo natural, gran suavidad y consistencia uniforme. Los cabellos sanos no tienen dobles puntas ni tampoco alteraciones particulares. Deberás escoger productos que puedan mantenerlos en un buen estado de salud. Evita coloraciones químicas y champús no adecuados.
Cabellos mixtos	Son cabellos grasos a nivel de la raíz y secos en los extremos, los cabellos de este tipo sufrieron tratamientos no adecuados o con aparatos que emiten calor excesivo, que es algo siempre perjudicial para el cabello.
Cabellos secos	Los cabellos de este tipo aparecen sensiblemente desfibrados. Están apagados, rugosos, sin vitalidad, a menudo arruinados y con dobles puntas. En la mayoría de los casos, esta condición se debe al empleo de productos demasiado agresivos que arruinan el cabello y el cuero cabelludo, además de trastornar las secreciones sebáceas que desempeñan la función de proteger el folículo piloso.
Cabellos grasos	En este caso, las secreciones de sebo son demasiado abundantes y dan al cabello un aspecto graso y pesado, como si estuvieran sucios.¿Tienes la costumbre de lavar el cabello diariamente para que parezcan normales? De esta manera empeorarás la situación. Elije productos naturales y volverás a tener cabellos normales.

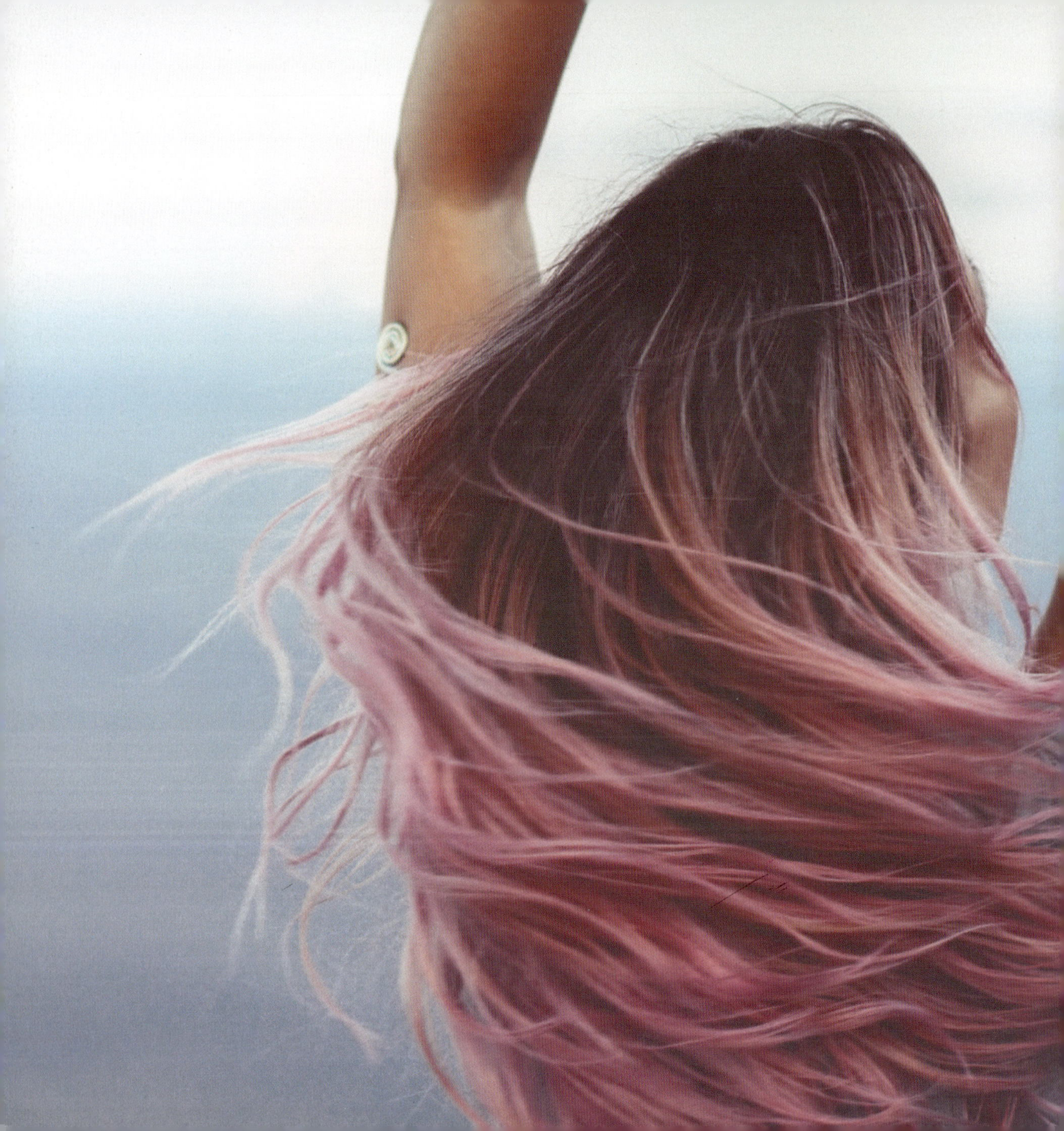

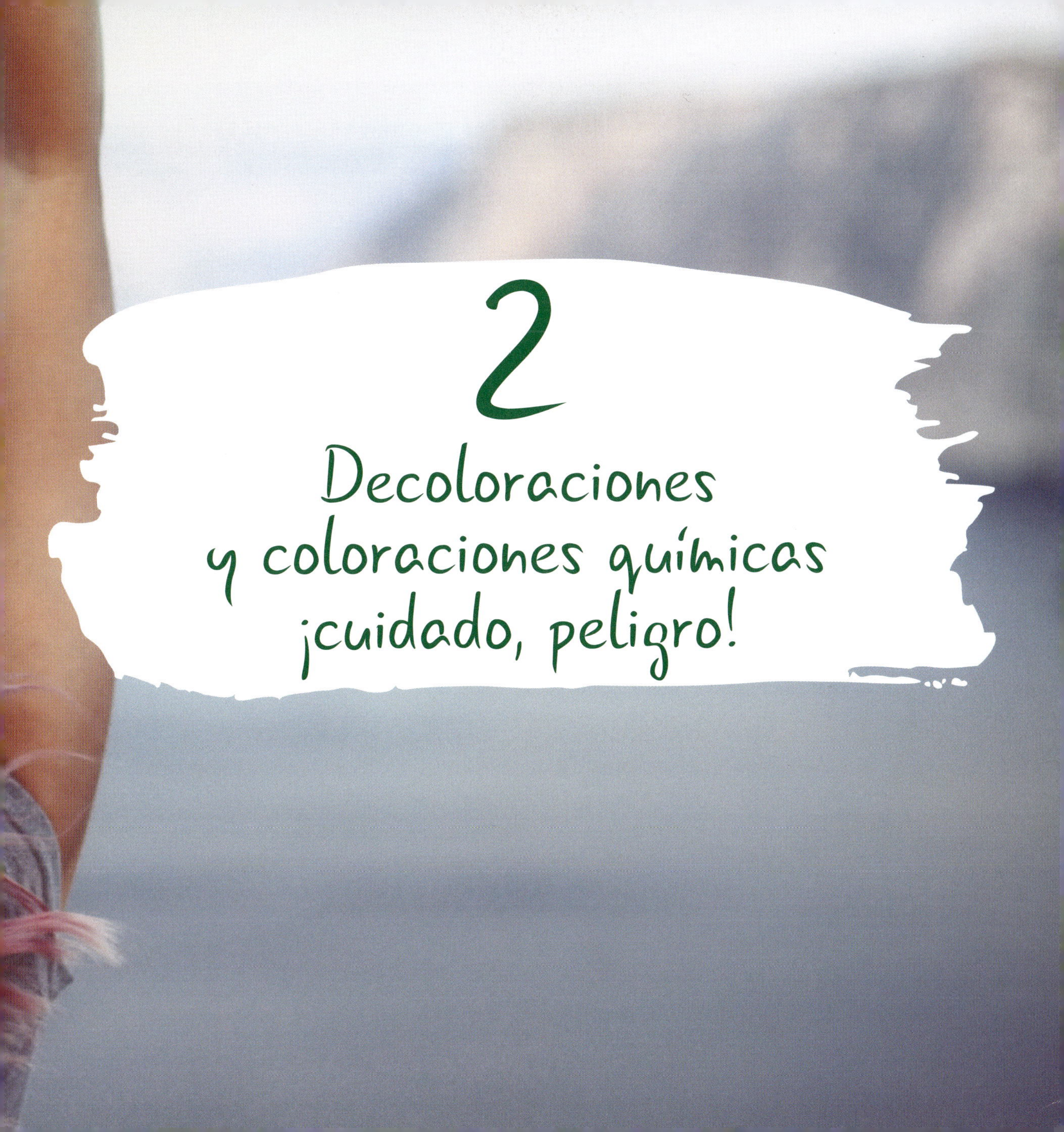

2

Decoloraciones y coloraciones químicas ¡cuidado, peligro!

Las decoloraciones: atención

Presentación

En función del tipo de cabello y color, en los salones de belleza existen varios tipos de decoloraciones, entre las cuales indicamos:

- una pasta decolorante sin amoníaco para cabellos finos o rubios, base clara;
- una pasta decolorante con amoníaco para cabellos rubios, base más oscura;
- un aceite decolorante para cabellos más oscuros;
- un polvo decolorante usado para hacer las mechas.

Entre los componentes indicados, hemos destacado aquellos de los que deberías desconfiar. Los componentes subrayados y en negrita son perjudiciales para la salud, a breve o a largo plazo.

Composición de las decoloraciones en la peluquería

COMPOSICIÓN DE LOS DECOLORANTES SIN AMONÍACO

Potassium persulfate, isopropyl myristate, sodium silicate, sodium persulfate, sodium lauryl sulfate, steareth-100/PEG-136copolymer, sodium carboxymethyl starch, magnesium oxide, magnesium stearate, cera alba/beeswax, CI 77891/titanium dioxide, **paraffinum liquidum/ mineral oil, 2-oleamido-1,3-octadecanediol, EDTA code F.I.I. C20087/4.**

No contienen amoníaco, pero contienen PEG (polietilenglicol), EDTA (ácido etilendiamminotetraacético), parafina.

COMPOSICIÓN DE LOS DECOLORANTES CON AMONÍACO

Potassium persulfate, isopropyl myristate, sodium silicate, ammonium persulfate, sodium metasilicate, **sodium lauryl sulfate,** sodium carboxymethyl starch, cera alba/beewax, magnesium stearate, CI 77891/titanium dioxide, xanthan gum, CI 77007/ultramarines, alcohol, silica(nano)/silica, 2-oleamido-1,3-octadecanediol, **paraffinum liquidum/mineral oil,** EDTA code F.I.I. C 30536/6.

Amoníaco, persolfatos, EDTA, parafina.

⚠ EL AMONÍACO: ¡CUIDADO!

El amoníaco se usa en la decoloración para abrir las escamas de la cutícula y hacer que color sintético deseado se fije una vez eliminado el color natural. El cabello pierde así todas sus defensas y cualquier sustancia, inclusive dañina, puede penetrar en el corazón del cabello.

El uso de este tipo de producto no solo priva el cabello de belleza y brillo, sino que puede afectar gravemente a la salud, causando alergias, irritaciones del cuero cabelludo, eczema, etc. Sin considerar los problemas respiratorios que estas sustancias venenosas pueden provocar al ser inhaladas accidentalmente.

COMPOSICIÓN DE UN ACEITE DECOLORANTE

Deceth-3, deceth-5, aqua/water, propylene glycol, ammonium hydroxide, oleth-30, benzyl alcohol, **trideceth-2 carboxamide MEA,** pentasodium pentetate, caramel.

Amoníaco, PEG, MEA (monoetanolamina).

COMPOSICIÓN DE UN ACEITE DECOLORANTE SIN AMONÍACO

Deceth-3, deceth-5, aqua/water, propylene glycol, ethanolamine, **PEG-4 rapeseedamide,** oleth-30, benzyl alcohol, tocopherol, pentasodium pentetate, caramel, parfum.

Contiene PEG y glicoles.

COMPOSICIÓN DE UN POLVO DECOLORANTE

Potassium persulfate, sodium silicate, magnesium carbonate hydroxide, paraffinum liquidum, **ammonium persulfate,** sodium stearate, xanthan gum, oryza sativa starch, algin, **disodium EDTA,** silica, CI 77007.

Contiene persolfatos, EDTA.

Recuerda que este polvo se usa junto con un oxidante de 6, 9, 12 volúmenes, en función del matiz deseado para aclarar el cabello hasta siete tonos.

Acciones

La finalidad es eliminar, cancelar los pigmentos del cabello para reemplazarlos por los pigmentos seleccionados. El color se realiza en el cabello no teñido cuando deseas un tinte más claro o completamente diferente del natural, o bien en cabellos ya teñidos si deseas un color nuevo. En ambos casos, el producto abre las escamas de la cutícula que protegen el cabello para cancelar el color en profundidad y reemplazarlo por el nuevo. Para este tipo de tratamiento, se usa a menudo el término "decapaje" y de hecho no es exagerado.

La decoloración es una verdadera agresión para el cabello, pues despojado de la cutícula o epidermícula el cabello se vuelve frágil y pierde su protección. Las escamas retoman la posición normal pero no se adhieren por completo. Si recurres regularmente a la decoloración, las escamas terminarán quedando abiertas y el cabello se vuelve pajoso: reseco, poroso, permeable, frágil, rugoso, apagado, todo lo contrario al efecto deseado.

Empleo

Si deseas a toda costa recurrir a la decoloración, toma las precauciones necesarias.

Si tienes cabellos oscuros o morenos, no intentes obtener un rubio platino. Es preferible decolorarse uno o dos tonos por debajo del propio color. De lo contrario, tus cabellos se arruinarán irreparablemente y se volverán secos y frágiles.

Con una base clara, puedes obtener un rubio muy claro o llegar al blanco, pero, en todo caso, ten cuidado. Corres el riesgo de conseguir un resultado decepcionante y no volver a tener el cabello que tenías antes.

Decoloraciones comercializadas

Si deseas simplemente rebajar unos tonos (hasta seis) tu color, puedes recurrir a las decoloraciones disponibles en las tiendas.

COMPOSICIÓN DE UN DECOLORANTE PERMANENTE

Ammonium persulfate, potassium persulfate, sodium silicate, sodium metasilicate, kaolin, cellulose gum, tetrasodium EDTA, paraffinum liquidum, magnesium carbonate, silica, sodium sterate, carbomer, oryza sativa, starch, **sodium lauryl sulfate**, CI 77007.

Contiene persolfatos, parafina y un agente lavante peligroso.

En el mismo paquete encontramos otros dos productos: una emulsión reveladora y un tratamiento post-color (¿o acaso no debería llamarse post-decoloración?)

COMPOSICIÓN DE LA EMULSIÓN REVELADORA

Aqua, hydrogen peroxide, **ceteareth-7**, hydrolysed rice bran protein, phosphoric acid, sodium stannate, sodium hydroxide.

Contiene PEG y agua oxigenada.

COMPOSICIÓN DEL TRATAMIENTO POST-COLOR

Aqua, cetearyl alcohol, glycerin, cetromonium chloride, niacinamide, 1,2-hexanediol, **caprylyl glycol**, amodimethicone, panthenal, parfum, propylene glycol, hydrolyzed keratin, citric acid, **trideceth-1,2**, tropolone, ficus carica fruit extract, sodium benzoate.

Contiene PEG y glicoles.

Existen también servilletas decolorantes utilizadas para eliminar rápidamente todas las manchas que deja la coloración. Pero su composición es bastante decepcionante.

COMPOSICIÓN DE LAS SERVILLETAS QUITAMANCHAS

Aqua, alcohol denat., glycerintriethanolamine, phenoxyethanol, ethylhexylglycerin, tetrasodium EDTA, **sodium laureth sulfate**, parfum, citric acid, tocopherol.

Contiene una base lavante irritante, EDTA, alcohol desnaturalizado.

Advertencias

La decoloración, por más que sea muy alentador para las mujeres que quieren cambiar color de pelo y su propia imagen, deberá evitarse en algunos casos:

- si el cabello ya sufrió una coloración química;
- si ya se usó una coloración vegetal, sobre todo con base índico;
- si el cabello se ha sometido regularmente a permanente;
- si el cuero cabelludo está dañado, irritado o sensible;
- si a menudo se usan placas para planchar el cabello;
- si se padecen alergias;
- si se tienen cabellos finos, estropeados, deshidratados, apagados.

Abandona del todo la idea de decolorarte el cabello:

- si quieres un rubio platino y eres morena;
- si te planchas el cabello regularmente;
- si durante la decoloración sientes que un gran calor te invade el cuero cabelludo.

Todas las decoloraciones producen una reacción exotérmica, es decir, una reacción que genera calor, que en algunas personas puede comprometer gravemente el cabello. En este caso, enjuaga el cabello inmediatamente.

Las coloraciones químicas

Definición

Existen numerosos tintes y cada marca cuenta con propiedades cubrientes, aunque todas se distinguen por una composición química espeluznante. Si lees las etiquetas es imposible no plantearse algunas preguntas, pues la terminología usada es incomprensible para la mayoría de las personas. No nos queda otra cosa que confiar, ¿pero no es quizás un error? Estos productos desempeñan su función pero, ¿acaso no ocultan también un peligro del cual no nos damos cuenta por completo?

Las cualidades necesarias

Lo único que se pide a una coloración es que sea cubriente y sobre todo duradera. También, que no tenga efectos no deseados en el pelo o en la salud. Esta última cualidad se requiere de manera implícita, pues para el cliente ninguna coloración tiene un impacto en la salud, aunque sea química. ¡Es inútil pedir a los fabricantes información objetiva!

Las distintas coloraciones y relativas características

Coloración permanente

Como el nombre indica, este tipo de coloración dura en el tiempo. Sin embargo, la raíz debe ser retocada cada seis semanas, pues a medida que el cabello crece, se ve la diferencia entre el cabello teñido y las raíces.

Hasta hace poco tiempo, todas las coloraciones usaban amoníaco, entre otros componentes. Hoy en día el envase destaca la ausencia de amoníaco, ¿pero esto significa que los demás ingredientes son inofensivos para la salud? Para nada, pues, como veremos más adelante, los agentes oxidantes indispensables para una coloración permanente exitosa requieren nuestra atención.

Los oxidantes decoloran primero la melanina, aclarándola. Los cabellos pueden ser pigmentados de nuevo según el matiz deseado. El amoníaco actúa como fijador del tinte en el cabello. De esta manera, los cabellos pueden oscurecerse o aclararse según el gusto y de forma duradera. Recuerda que el cabello está cubierto por escamas. Para que la coloración tenga efecto, es necesario abrir las escamas de la cutícula del cabello para que el producto alcance el canal medular y reemplace el color natural por el deseado. Este tipo de coloración tiene la ventaja de cubrir fácilmente todas las canas, pero también tiene como consecuencia la de estropear tanto el cabello como el cuero cabelludo.

Coloración química de un cabello de castaño a rubio

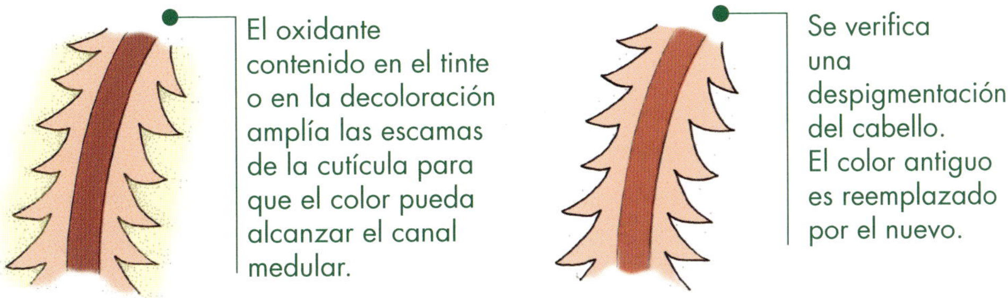
El oxidante contenido en el tinte o en la decoloración amplía las escamas de la cutícula para que el color pueda alcanzar el canal medular.
Se verifica una despigmentación del cabello. El color antiguo es reemplazado por el nuevo.

¡No te sorprendas si cuando lees la composición se te ponen los pelos de punta! Es necesario comprender que dichos productos químicos, algunos de los cuales son más peligrosos de lo que crees, se infiltran en el corazón del cabello, que se vuelve frágil y lo estropean de manera irreparable; lo mismo pasa en el cuero cabelludo, sin mencionar otros daños más insidiosos que pueden afectar al organismo en general.

Coloración semipermanente

Llamada también coloración directa o tono sobre tono, esta coloración usa menos agentes oxidantes (en especial, agua oxigenada) y una mínima cantidad de amoníaco. Conserva el color natural del cabello, oscureciéndolo ligeramente y volviéndolo brillante, suave y con muchos reflejos. En las canas la acción es limitada, ya que cubre de un 30 a un 50%. Los beneficios respecto a la coloración permanente son los siguientes: las sustancias colorantes no penetran en el cabello, pero se depositan en la cutícula sin comprometer la melanina. Es el daño menor.

Coloración temporal

Se usa para fortificar el color natural, donándole nuevo brillo hasta el champú sucesivo. Tiñe el cabello solo de manera ligera, con el mismo color, y no tendrá ninguna acción en las canas.

La ventaja es la de no arruinar el cabello en profundidad, pues el colorante se queda en la superficie del cabello y no resiste al champú. Es la coloración química más ligera. Presta atención igualmente, ya que la composición revela sustancias a las cuales podrías ser alérgico y que podrían lesionar el cuero cabelludo.

Coloración gradual o progresiva

Permite oscurecer el cabello moreno o negro y ofrece una gama de colores muy limitado. Considerados menos peligrosos que los tradicionales, estos tintes forman parte de los tintes permanentes y contienen sales metálicas (plata, bismuto, plomo, etc.) que pueden alterar los cabellos, volviéndolos híspidos, frágiles, apagados e irritar el cuero cabelludo. La coloración gradual es la elección principal de los hombres que, a menudo, desean oscurecer simplemente el cabello.

Coloración "concha de tortuga"

La coloración "concha de tortuga" es la consecuencia natural del *tie and dye* y del *ombré hair* y es una de las técnicas de *balayage* (ver más adelante).

La coloración *"concha de tortuga"* no tiene nada que ver con las tortugas, sino que alude al pelo de algunos gatos que tienen manchas negras, rojas y hasta morenas.

La diferencia con el *tie and dye* y el *ombré hair* radica en que el cambio del color oscuro al claro se realiza de forma delicada y gradual, sin una separación neta, para iluminar el rostro con mechones más claros.

En esta técnica, las raíces mantienen el color de base. Se trata de una coloración más fácil de realizar, pero no creas que es inocua tanto para el cuero cabelludo como para el pelo. Por el contrario, tiene las mismas contraindicaciones de los demás tintes.

El balayage

El efecto es natural pero solo aparentemente. Es la solución ideal para las personas que quieren cambiar color sin usar una coloración permanente, dinamizando al mismo tiempo los reflejos naturales del cabello. El método consiste en un trabajo concreto a nivel de los mechones, jugando con los matices, claros y oscuros, del color natural.

El resultado es una importante ilusión de volumen y sobre todo un juego de luces artificial, pero muy eficaz. El *balayage* se aplica a todo tipo de cabello, pues el color de base no se modifica. Sin embargo, la coloración requiere cierta destreza, porque se trata de decolorar delicadamente los mechones para que las raíces estén más oscuras que los cabellos que se decoloran pero no de forma uniforme. El aspecto final será el de una coloración con efecto crecimiento.

El *balayage* puede realizarse de forma aleatoria, en algunos mechones, para que la melena quede menos uniforme. La armonía del conjunto de matices obtenidos confirmará el éxito de este *tie and dye*.

El *balayage* ha ido evolucionado con los años y las modas, de manera que existe una gama impresionante de técnicas que nos permiten tener el look deseado.

El *tie and dye*

Primera variante para comenzar el verano y estar siempre a la moda. Tiene como objeto aportar más sol a los cabellos para darles un aspecto más vital y la impresión de que has pasado unas buenas vacaciones, además de… ¡captar las miradas, por supuesto! Una simple decoloración de las puntas es suficiente para dar al cabello un brillo especial... y artificial.

El *gloss*

En este caso, es un juego tono sobre tono. El color natural se mantiene pero el peluquero aplica un toque de brillo para dar al cabello reflejos dinamizantes, brillantes y suaves; se trata de aportar luminosidad al cabello.
Los reflejos pueden ser fríos o cálidos. Los fríos tienden a oscurecer el cabello, mientras que los cálidos lo aclaran. Es posible obtener cualquier tipo de reflejo, del dorado al negro, pasando por el caoba, el cobrizo, el violeta o el iridiscente.

El *ombré hair* y el *sombré hair*

Es una variante de la técnica descrita, dona un toque de luminosidad al cabello, un rayo de sol ligero y discreto. También en este caso jugamos con un cambio delicado del color de base expresado en ligeros matices obtenidos con una decoloración progresiva. De esta manera, si tu cabello es moreno tendrás la impresión de ser rubia, sin diferencias netas de color.
Para obtener este efecto, el peluquero trabaja como con la técnica del *balayage*, pero usando un polvo aclarador que decolora antes y vuelve a colorear después gracias a un oxidante. Bajo el efecto del calor, el cabello se aclara de manera más o menos marcada en función del tiempo de exposición.
El *sombré hair* se parece al *ombré hair* en la medida en que utiliza la misma técnica de aclarado pero en degradé.
Para distinguir estas técnicas de búsqueda de luminosidad, observamos que el

tie and dye mantiene las raíces oscuras y aclara las puntas, dejando una demarcación neta antiestética, mientras el *ombré* y el *sombré hair* dan luminosidad en degradé desde las raíces hasta las puntas.
Para dinamizar un *sombré hair* que se está apagando es suficiente usar un simple *gloss*.

El "bronde"

Es una técnica ideal para las eternas indecisas. ¿Morena o rubia? A veces, la pregunta es clave. El ejemplo es Brigitte Bardot cuyo éxito tardó en llegar cuando era morena y fue arrollador cuando se transformó en una rubia irresistible. El "bronde" (fusión de *brown* y *blonde*) es una técnica posible solo en melenas largas hasta los hombros. Esta técnica de coloración tiene como objeto imitar los reflejos luminosos en el cabello. El resultado es natural, pero de natural tiene solo el nombre.
El *"bronde"* aporta un color próximo al castaño.

El *split hair*

Como el *dip dye*, los *hair chalk* y los *rainbow hair*, esta técnica utiliza colores vivos y no naturales como el azul, el verde, el rosa, el violeta, etc. La técnica es la misma, con independencia del tipo y el color del cabello: moreno o rubio, largo o corto, liso o rizado. Tiene como objeto acercar al color natural un color del todo insólito, como un rosa fluorescente, un azul vivo, un naranja, un amarillo limón, en función de una división longitudinal. Un lado natural, un lado flúor.
El *split hair* se puede realizar en la peluquería si quieres un tinte duradero, o en casa con los *hair chalk* para un look temporal.

Las *beach waves*

Si tienes una melena larga hasta los hombros, puedes dar volumen con un juego de bucles movidos por el viento. Utiliza un difusor que puedes aplicar al secador de pelo. Seca de manera aproximada para dar volumen y ligereza. Puedes aplicar al cabello húmedo una crema especial y dejar secar sin necesidad de enjuagar o peinar.

Si no quieres usar productos, prueba con agua salada en las puntas y dale la forma deseada. Esta operación tiende a secar el cabello y debe efectuarse con moderación.

Las coloraciones que proponen los grandes almacenes: las marcas y cómo se presentan

Las coloraciones tradicionales

Es difícil elegir, pues hay muchas marcas disponibles en el mercado que se anuncian con un lenguaje que tranquiliza. Sin embargo, presta atención y consulta el apartado 5.

Mencionamos algunas marcas que comercializan coloraciones químicas. Antes de comprar un producto, lee cuidadosamente la lista de ingredientes contenidos.

Garnier, Olia servicio.comsumidor@loreal.com www.garnier.es	
L'Oréal Paris, Prodigy www.loreal-paris.es	**Schwarzkopf (Palette Color, Brillance)** www.schwarzkopf-professional.es
Franck Provost www.franckprovost.es	**Eugène Perma (Pétrole Hahn)** www.eugeneperma.com

Champús colorantes o con pigmentos de color

Desde 1971 Klorane comercializa un champú seco ligeramente colorante sin parabenos. Este champú se ha formulado para cabellos castaños y morenos. Si bien otorga un ligero matiz al cabello, sigue siempre siendo un champú y no una coloración.

Es diferente la situación del champú con color. Algunos se destinan a hombres, otros a mujeres y, al contrario de las coloraciones, pueden hacerse en casa sin necesidad de ir a la peluquería.

Además es necesario saber que existen varios tipos de champús colorantes, en función del efecto que se desea obtener y la duración.

- **Champús colorantes permanentes**
  Como indica el nombre, este champú colora el cabello de forma duradera. Es eficaz en las canas y ofrece una amplia gama de colores. Cada persona podrá encontrar el tinte que prefiere. La ventaja de este tratamiento radica en que el color se fija en la cutícula del cabello sin penetrar en el canal medular, lo que permite que tal vez el champú colorante sea menos agresivo que una coloración. Para comenzar de manera prudente, escoge un tinte similar a tu color natural para evitar sorpresas y luego, cuando te laves el cabello la vez sucesiva, acércate al tinte deseado.

- **Champús colorantes semipermanentes**
  Ya que imprime el color gradualmente, se debe utilizar cada dos meses. Este tipo de champú colorante tiene la finalidad principal de oscurecer el cabello.

- **Champús colorantes temporales**
  En este caso el color desaparece con el primer lavado, por lo que si deseas mantener el matiz, es necesario lavar el cabello cada vez con el champú colorante deseado. El color cubre solo el cabello para darle reflejos y no es agresivo.

Todos estos champús son generalmente irritantes a causa de su base lavante, el *sodium laureth sulfate* (sodio lauril solfato), sin tener en cuenta los demás ingredientes a menudo discutibles.

Champús aclarantes

Existen también champús simplemente aclarantes. Los envases rezan: «champú aclarante ligero, progresivo y duradero». Y si quieres tener cabellos aun más claros, es suficiente lavar el pelo con otro champú y otro champú más...

COMPOSICIÓN DE UN CHAMPÚ ACLARANTE

Aqua/water, **sodium laureth sulfate,** hydrogen peroxide, cocamidopropyl betaine, **ceteareth-60 myristyl copolymer,** glycerin, hydrolyzed wheat protein, **PEG-60,** hydrogenated castor oil, parfum (fragrance), cocamidopropyl PG-dimomium chloride, linoleamidopropyl PG-dimomium chloride phosphate, polyquaternium-10, pentasodium pentetate, propylene glycol, chamomilla recutita (matricaria) flower extract, quaternium-22, sodium stannate, methylchloroisothiazolinone, methylisothiazolinone, phosphoric acid, sodium chloride, (FO1).

Este champú contiene sustancias muy irritantes.

Champús reflejos

A continuación presentamos la composición de un champú de la marca Logona.

COMPOSICIÓN DEL CHAMPÚ REFLEJOS AVELLANA

Aqua/water, alcohol denat., coco-glucoside, glycerin, disodium cocoyl glutamate, sodium cocoyl glutamate, sodium PCA, glyceryl oleate, calendula officinalis flower extract, betula alba leaf extract, juglans regia shell extract, indigofera argentea leaf extract, indigofera tinctoria leaf extract, caramel, hydrolyzed silk, triticum vulgare (wheat) bran extract, xanthan gum, citric acid, phytic acid, parfum (fragrance), limonene, linalool.

Incluso si algunos ingredientes derivan de agricultura biológica, criticamos la composición poco comprensible para la gente común. Y sin embargo, este producto ha sido certificado por BDIH y NATRUE y ostenta el logo Cruelty Free (consultar el capítulo 3, "Logos de los productos de calidad").

Champús antiamarillo y champús protectores

El primer champú sirve sobre todo para eliminar los reflejos amarillos en las canas. Los champús tendrían que proteger el cabello de los efectos no deseados de las coloraciones (cabellos frágiles, apagados, etc.). Estos champús contienen, entre otros, *sodium laureth sulfate* como agente lavante, PEG y otros componentes irritantes.

Los champús colorantes son apreciados especialmente por las personas que no han realizado jamás una coloración en el salón y dan gran flexibilidad a la hora de elegir el color. Los champús colorantes son bastante duraderos, pues permiten en caso de error corregir el matiz sin tener que soportar por mucho tiempo un color que no coincide con el deseado.

En todo caso, es preferente usar champús colorantes lo más naturales posibles, aunque es sabido que los champús colorantes disponibles en el comercio no contienen amoníaco y tampoco peróxido, pero podrían contener parabenos.

Las "espumas colorantes"

Pueden usarse fácilmente en casa y son la solución ideal para las personas que no están acostumbradas a los tintes. Es suficiente comprar una botella de espuma colorante y aplicarla como un champú. Vaporiza en la cabeza y masajea los cabellos de manera cuidadosa con esta espuma que tiene los siguientes beneficios: perfuma (a causa del contenido de perfume, lamentablemente químico, por lo tanto, atención), no gotea y cubre correctamente el cabello.

Un punto a favor de las espumas colorantes capilares es la ausencia de amoníaco. ¿Qué debemos decir de los demás ingredientes?

Agentes lavantes poco irritantes o no irritantes

Hay una sustancia de la que aún no hemos hablado y cuya importancia está infravalorada. Se trata de agentes lavantes usados en general en los champús. Algunas de estas sustancias se consideran muy irritantes y por lo tanto deben evitarse, tanto si se trata de champús colorantes o no:

- Coco glucoside
- Decyl glucoside
- Disodium cocoyl glutamate
- Laurdimonium hydroxypropyl hydrolyzed wheat protein
- Lauryl glucoside
- Sodium cocoamphoacetate
- Sodium cocoyl glutamate
- Sodium cocoyl hydrolyzed wheat protein glutamate
- Sodium cocoyl hydrolyzed wheat protein
- Sodium lauryl glucose carboxylate & lauryl glucoside
- Sodium lauroamphoacetate

Agentes lavantes medianamente irritantes

- Cocamidopropyl betaine
- Disodium cocoamphodiacetate
- Disodium laureth Sulfosuccinate
- Sodium coco sulfate

Agentes lavantes irritantes

- Ammonium lauryl sulfate
- Sodium laureth sulfate
- Sodium lauryl sulfate
- Sodium lauryl sulfoacetate
- Sodium myreth sulfate

Escoge siempre champús biológicos, pero lee siempre la composición, ya que no todos los fabricantes son puristas y pueden actuar de mala fe en la presentación del producto. Por ejemplo, el *ammonium lauryl sulfate* deriva del ácido láurico del aceite de nuez de coco. El sulfato es un compuesto inorgánico. El *ammonium lauryl sulfate* presenta todas las características para considerarse un producto bio. Esto no impide que sea irritante y por tanto que conviene evitar. En general, hay que evitar todos los detergentes que contienen sulfatos, conocidos por su acción irritante, como el *sodium lauryl sulfate*, o SLS. Estas sustancias, relativamente baratas, son interesantes porque no solo crean espuma (aunque de por sí la espuma no implica que tengan una propiedad lavante), sino que aseguran también la estabilidad del producto en el tiempo.

La oxidación de estos tensioactivos causa una alteración de las proteínas de las membranas celulares, lo cual convierte estos detergentes en un peligro potencial para la piel y la salud. Penetran los tejidos y algunos residuos se fijan en órganos tales como el corazón, el hígado y el cerebro. Estas sustancias afectan también al sistema endocrino.

LA ESPUMA NO EQUIVALE A LA CALIDAD

Los detergentes que contienen sulfatos son perjudiciales por más de una razón:

- irritan la piel;
- son agresivos, secan e irritan la piel, que se vuelve más sensible;
- son agresivos en las mucosas;
- penetran en el organismo en profundidad;
- pueden causar varios problemas de salud;
- pueden provocar alergias;
- pueden agredir el cuero cabelludo, causando irritaciones, caspa, etc.;
- pueden causar irritaciones en la boca y llagas cuando se usan en la producción de pastas de dientes (pero, ¿por qué una pasta dental tendría que producir espuma?)

Las coloraciones naturales (*Consultar también* el capítulo 3)

La mayoría de las grandes marcas juega con la palabra "natural", que está siempre a la moda. El aceite vegetal es un ingrediente que de por sí no otorga al producto acabado una garantía de calidad, pues desconocemos su composición, los tratamientos a los cuales ha sido sometido, el porcentaje ínfimo de aceite esencial y los componentes perjudiciales contenidos. Existen coloraciones realmente naturales, pero no se venden en los grandes almacenes. Para aprender más sobre las coloraciones de veras naturales, lee cuidadosamente el capítulo 3.

Composición y análisis de los componentes

Las distintas coloraciones disponibles en el mercado presentan fórmulas distintas en función del color. Se trata siempre de cócteles químicos con nombres poco comprensibles.

¿Para qué sirve este ingrediente? ¿Y este otro? No lo sabemos. ¿Cuál es el agente colorante? Un misterio. Indicamos aquí algunas composiciones de coloraciones permanentes, sin indicar la marca, para no perjudicar al fabricante.

Para un castaño oscuro del nombre atractivo de *"Mousse sublime"*, encontramos reunidos tres productos: una coloración, un revelador y un suavizante teóricamente protector para el cabello. No presentaremos la composición de este último, pero es también angustiante igual que la del tinte.

COMPOSICIÓN DEL COLOR

Aqua/water, alcohol denat., **PEG-4rapeseedamide**, glyceryl lauryl ether, **deceth-3**, **propylene glycol**, laureth-5 carboxylic acid, ethanolamine, dipropylene glycol, **ammonium hydroxide**, poloxamer 338, **toluene-2,5-diamine**, polyquaternium-6, oleyl alcohol, **resorcinol**, 2,4-diaminophen-oxyethanol HCI, m-aminophenol, thioglycerin, **2-methylresorcinol**, ammonium thiolactate, EDTA, erythorbic, acid, parfum/fragrance, (F.I.L. C50045/1).

Notamos la presencia de PEG y resorcinol.

Para un tinte chocolate, una crema gloss «a base de jalea real». Aquí la jalea real se encuentra en un producto de nombre pomposo de «tratamiento nutritivo y reflejante a la jalea real», diluida en medio de distintos componentes químicos.

COMPOSICIÓN DEL TINTE CHOCOLATE

Aqua/water, cetearyl alcohol, **deceth-3**, propylene glycol, **laureth-1,2**, ethanolamine, **oleth-30**, lauric acid, polyquaternium-6, glycol distearate, sodium metasilicate, hexadimethrine chloride, silica dimethyl, silycate (nano)/silica dimethyl silylate, Q 7749iron oxydes, Q 77891/ titanum dioxide, p-aminophenol, m-aminophenol, ascorbic acid, MCA, sodium metabsulfite, thiolactic acid, thioglycerin, **toluene-2,5-diamine**, 2-methyl-5-hydroxyethylaminophenol, **2-methylresorcinol**, pentasodium pentetate, carbomer, resorcinol, parfum/fragrance (C26923/7).

Contiene PEG y resorcinol.

Para obtener el negro chocolate que merece el título de "*perfect gloss*", presentado como «una mascarilla regenerante a base de jojoba», tenemos tres productos en el mismo envase: una crema colorante, una emulsión reveladora y una mascarilla hidratante al extracto de jojoba.

COMPOSICIÓN DE LA CREMA COLORANTE

Aqua, cetearyl alcohol, ethanolamine, coconut alcohol, **toluene-2,5 diamine sulfate**, cocamidopropyl betaine, **ceteareth-20**, **PEG-12** dimethicone, **resorcinol**, carbomer, potassium hydrox ide, parfum, sodium chloride, ascorbic acid, sodium sulfite, sodium silicate, m-aminophenol, etidronic acid, 2-amino-3-hydroxypyridine, **2-methylresorcinol**, **PEG-14M**, 2-amino-6-chloro-4-nitrophenol, tetramethyl acetylotahydronaphthalenes.

Contiene PEG, resorcinol y toluene-2,5 diamine sulfate.

COMPOSICIÓN DE LA MASCARILLA HIDRATANTE

Aqua, cetearyl alcohol, behentrimorium chloride, simmondsia chinensis seed oil, prunus armeniaca kernel oil, panthenol, isopropyl myristate, citric acid, stearami dopropyl dimethylamine, phenoxyethanol, isopropyl alcohol, glyceryl stearate, **sodium methylparaben**, parfum, **polyquaternium-37**, glycerin, dicaprylyl carbonate, hexyl cinnamal, limonene, geraniol, lauryl glucoside.

Contiene parabenos.

Es difícil para el consumidor identificar la jojoba en medio de esta sucesión de productos químicos. La jojoba es *Simmondsia chinensis.*

Para un castaño impecable, la publicidad hace hincapié en el contenido de aceites, un 60%, por lo que afirman. ¿Pero un 60% de qué? El envase reza «aceites naturales de flores», sin más explicaciones.

COMPOSICIÓN DE LA CREMA COLORANTE

Paraffinum liquidum/mineral oil, aqua/water, ethanolamine, **steareth-20**, carylyl/capryl glucoside, polysorbate 21, **steareth-2**, **2,4-diaminophenoxyethanol**, HCI, m-aminophenol, ascorbic acid, sodium metabisulfite, hydroxybenzomorpholine, thioglycerin, **toluene-2,5-diamine**, polyquaternium-67, helianthus annuus seed oil/sunflower seed oil, limnanthes alba seed oil/ meadowfoam seed oil, camelia oleifera seed oil, **resorcinol**, passiflora incarnata/passiflora incarnata seed oil, EDTA, parfum/fragrance (F.I.L. C54593/1).

Parafina, PEG, resorcinol, toluene-2,5 diamina.

COMPOSICIÓN DE LA CREMA REVELADORA

Aqua/water, paraffinum liquidum/mineral oil, cetearyl alcohol, hydrogen peroxide, steareth-20, PEG-4 rapeseedamide, tocopherol, sodium stannate, polyquaternium-6, pentasodiumpentetate, phosphoric acid, tetra sodiumpyrophosphate, hexadimethrine chloride, glycerin (F.I.L. C42424/1).

Parafina, PEG, peróxido de hidrógeno.

COMPOSICIÓN DEL TRATAMIENTO DE BRILLO Y SEDOSIDAD

Aqua/water, cetearyl alcohol, behentrimonium chloride, cetyl esters, **trideceth-6**, chlorhexidine digluconate, amodimethicone, isopropyl alcohol, citric acid, cetrimonium chlorid, parfum/fragrance (F.I.L. C53909/1).

El engaño es patente: el envase declara un 60% de aceite y por debajo, en letra pequeña, reza «a base de aceites naturales de flores». Es una lástima que el aceite presente en cantidad mayor sea el aceite de parafina, que no tiene nada que ver con las flores, pues es un aceite mineral, sin ninguna propiedad benéfica para el cuero cabelludo y el cabello. Además, «sin amoníaco» ha sido indicado en negrita, aunque podemos encontrar en la composición, entre otros ingredientes, PEG y resorcinol. No te dejes engañar por este tipo de anuncio que básicamente te toma el pelo.

Para un rubio «100% rubio», que no significa nada, el envase reza: «Cristal mèches, tratamiento nutritivo a base de aceite». También aquí encontramos tres productos: un revelador, un polvo decolorante y un tratamiento final. En todo caso, el cliente no sabe qué meterá en sus cabellos.

COMPOSICIÓN DE UN POLVO DECOLORANTE

Potassium persulfate, sodium silicate, **sodium persulfate**, acrylates/C10-30 alkyl, acrylate crosspolymer, urea, kaolin, magnesium stearate, ammonium chloride, diethylhexyl sodium sulfosuccinate, VP/VA copolymer, polydecene, sodium metasilicate, magnesium peroxide, CI 77891/titanium dioxide, cyamopsis tetragonoloba/guar gum, sodium carboxymethyl starch, sodium benzoate, EDTA. (FIL C20891/1)

Contiene persolfatos.

Para un rubio 100% cristal espray:

COMPOSIZIONE DELLO SPRAY

Aqua/water, alcohol denat., **hydrogen peroxyde**, sodium salicylate, **PEG-40**, hydrogenated castor oil, polyquaternium-11, phosphoric acid, hexadimethrine, chloride, parfum/fragrance (FIL C47434/1).

PEG y peróxido de hidrógeno.

Para un rubio cobrizo profundo: el envase es elocuente y toma el pelo al cliente. Encuentras escrito: «hasta un 50% de tratamiento sin amoníaco». Esto significa que el resto 50% contiene amoníaco y la toxicidad del producto no es puesta en duda. También podemos leer «a base de aceite activador». ¿Pero activador de qué?

Esta información no dice nada de la calidad del aceite usado, pero cuando lees la composición encontramos siempre el omnipresente aceite de parafina y los PEG.

Por lo tanto, detrás de eslóganes fabuladores como «al néctar de flores y aceites botánicos», «tratamiento a base de leche nutritiva de albaricoque», «al aceite de flores y madreperla», «queratina y pigmentos atractivos», los fabricantes nos venden quimeras mientras los productos que compramos contienen venenos. Todos los productos que hemos analizado declaran que tienen PEG, PPD, resorcinol, aceites de baja calidad, sin embargo a menudo nos dejamos engañar.

Lo peor es que cada nombre puede tener varios sinónimos, así que los fabricantes se aprovechan de ello y engañan así al consumidor. Nos confunden siempre de manera que el consumidor no se da cuenta del fraude y no puede entender las etiquetas con componentes de nombres totalmente incomprensibles. Por ejemplo:

- el PPD se convierte, conforme al gusto de los fabricantes en: 1,4 benzenediamine, 1,4 phenylenediamine, p-phenylenediamine, phencyclidine, p-diaminobenzene, 1,4 diaminobenzene, 4-aminoaniline, para-aminoaniline, oxidation base 10, etc.;
- el resorcinol se nombra también: 1,3 benzenediol, 3-hydroxyphenol, resorcina, 1,3 dihydroxybenzene, m-dihydroxybenzene, diglycidyl resorcinol ether, etc.;
- el para-amminofenolo aparece con el nombre de: 4-aminophenol, 4-amino-1-hydroxybenzene, 4-hydroxyaniline, etc.

Cuando las autoridades políticas se preocupen seriamente de la salud del consumidor, exigirán indicaciones fácilmente legibles y comprensibles para todos y, sobre todo, envases y folletos de instrucciones que indiquen los riesgos biológicos que causan las sustancias usadas junto con las contraindicaciones, tal y como ocurre para los fármacos.

Varios "ingredientes" aparecen en gran parte de composiciones, son ingredientes sospechosos, como por ejemplo:

- el amoníaco, que gradualmente está desapareciendo de todas las formulaciones. Esta desaparición, tras la información negativa difundida respecto a este producto, funciona como un elemento clave sobre la base del cual crear anuncios que ocultan la parte sumergida del iceberg. Se trata de publicidad engañosa ante el consumidor, pues muchos otros productos son también tan perjudiciales como el amoníaco, pero es sabido que ojos que no ven corazón que no siente. El consumidor se mantiene en la oscuridad, pues los productos sin amoníaco contienen a menudo MEA. Por tanto, el amoníaco se reemplaza con la etanolamina a la que, por ser menos eficaz que el amoníaco, deberá agregarse más colorante. La ausencia de amoníaco no constituye necesariamente un paso adelante respecto a la salud del consumidor.
- los cuaternarios de amonio (agentes oclusivos), irritantes y no biodegrables, son sustancias que reemplazan las siliconas. Pueden reconocerse fácilmente ya que tienen sufijos: -bromide, -chloride, -monium, -quaternium;
- el alcohol desnaturalizado se encuentra en todos los productos. Se trata de alcohol no adecuado para el consumo humano, pues contiene productos desnaturalizantes. Experimentos han demostrado que puede causar irritaciones, alteraciones endocrinas (en los animales) y efectos cancerígenos. Evidentemente se trata de un producto que debe evitarse;
- el butoxietanol (butoxyethanol), genotóxico, es también cancerígeno;
- los colorantes se reconocen por la sigla CI seguida de cinco dígitos. La p-fenilendiammina es otro colorante de uso común, a menudo cargado de metales pesados y se considera peligroso;
- DEA, MEA, TEA, compuestos que encontramos con muchos nombres: cocamide DEA o MEA, lauramide DEA o MEA, TEA lauryl sulfate, TEA palmitate, son tóxicos ya que pueden reaccionar en contacto con otras sustancias y

desencadenar nitrosaminas cancerígenas. Son irritantes y alergizantes;

- los aceites minerales (agentes oclusivos), es decir, derivados del petróleo sin alguna utilidad (de no ser para los fabricantes) para nuestra belleza y la de nuestros cabellos: por tanto, desconfía de las sustancias paraffinum liquidum, petroleum y ceresin;
- l ethoxydiglycol, que presenta cierto grado de toxicidad para los testículos (no nos olvidemos que un número cada vez mayor de hombres se tiñe el cabello);
- el EDTA (ácido etilendiamminotetraacetico), usado como estabilizante, pero poco degradable. Puede cruzar la barrera de la piel y penetrar en el organismo;
- la formaldeide (formol) es un conservante alergizante, irritante y cancerígeno: bronidox, chloroxylenol, chlorphenesin, diazolidinyl urea, quaternium-15, formalina, formic aldehyde, methanal, methyl aldehyde, methylene oxide, paraform, etc.;
- los glicoles son solventes alergizantes. También tienen la capacidad de deshidratar la piel. Los puedes encontrar con los siguientes nombres: butylene glycol, pentylene glycol, propylene glycol (PPG) o polyethylene glycol (PEG). Son alergizantes y cancerígenos.
- el peróxido de hidrógeno, o agua oxigenada, es irritante;
- el m-phenylenediamine, mutágeno de categoría 3, es alergizante;
- los metales pesados, como el cadmio, mercurio y el plomo;
- el o-aminophenol, mutágeno de categoría 3;
- el P-aminophenol, sustancia altamente peligrosa, considerada mutágena de categoría 3;
- los parabenos, conservantes alergizantes, pueden interferir con el sistema endocrino;
- la parafenilendiamina, o PPD, puede ocultarse bajo varios nombres (consultar tabla "Atención al PPD"). Es responsable de alergias, eczemas y se sospecha que tiene un efecto cancerígeno;

ATENCIÓN AL PPD

El PPD, o parafenilendiamina, se encuentra en numerosos productos que usamos diariamente, como en tejidos, cuero, plástico, pinturas, pero también, lo cual es un hecho aún más grave, en las coloraciones capilares, sobre todo las que oscurecen el pelo.

Puede añadirse a la henna natural para acentuar el color, así como a muchos otros productos y se oculta detrás de un nombre incomprensible.

Presta atención porque el PPD puede causar eczemas, urticarias, reacciones alérgicas y hasta el edema de Quincke. ¡Por esta razón nuestros aprendices de brujos lo camuflan con distintos nombres!

Aunque la legislación europea prohíbe el uso de PPD en los productos cosméticos que se aplican en la piel, las coloraciones capilares no están reguladas en esta ley. Por eso podemos esperar que este producto sea prohibido cuanto antes.

- los persulfatos y los sulfatos en general pueden provocar alergias sumamente graves. Los sulfatos son productos irritantes que pueden causar muchos problemas, como dermatitis. También contribuyen a la aparición de caspa;
- los PEG (compuestos etoxiles) que pueden reconocerse por las desinencias -cone, -conol, -icone, -oxynol, -xane, -eth, pero también en siliconas y polisiliconas, polisorbatos, compuestos cuaternarios, dimeticona, copoliol, etc. Los PEG, al mismo tiempo solventes, espesantes, suavizantes y excipientes humectantes, bloquean o comprometen la respiración del cuero cabelludo, además de ser irritantes. Al mismo tiempo, vuelven la epidermis más permeable a la penetración de otras sustancias perjudiciales contenidas en las coloraciones y en los champús;

- el resorcinol es un alérgeno. Penetra en el organismo por la piel y puede ser hepatotóxico; se emplea en algunos productos farmacéuticos, como las cremas fungicidas, las lociones para el acné, el eczema y la psoriasis o como colorante de oxidación para los cabellos. Esta sustancia se clasifica como peligrosa para el medio ambiente y es muy tóxica para los organismos acuáticos. Por el contrario, no está prohibido para el tratamiento capilar del ser humano. La exposición reiterada al resorcinol puede provocar trastornos en la tiroides;
- las sales de metales pesados, como el cadmio, mercurio y plomo;
- las siliconas forman parte de los agentes oclusivos, considerados responsables de dar belleza al cabello y proteger la piel. Solo aparentemente. Se indican con varios nombres: aminopolysiloxane, dimeticona, ciclometicona y todos los componentes que terminan en -xane, -cone y -conol;
- los tiazolinonas. Una vez prohibidos los parabenos, es necesario encontrar substitutos. Entonces entran en juego los tiazolinones, conservantes también irritantes y alergizantes. Por tanto, cuidado con: methylisothiazolinone, methylchloroisothiazolinone, etc.;
- el toluene-2,5-diamine y el toluene-2,5-diamine sulfate: dos colorantes sumamente alergizantes. Son irritanes y pueden causar picor e hinchazón no solo en el cuero cabelludo, sino también en la nuca, frente, sienes, orejas y a veces en los párpados;
- el -naftol, es irritante;
- el 1,4-dioxano, no consta en las composiciones, pero puede ser transportado por algunos PEG, considerado potencialmente cancerígeno;
- el 2,2'-methylenebis-4-aminophenol HCI, es mutágeno.

El mayor peligro es la acumulación de sustancias tóxicas en el mismo producto. Los efectos negativos de estas mezclas y la reacción del cuerpo son difíciles de prever.

Las coloraciones de las canas

Existen las coloraciones tradicionales que puedes hacer en la peluquería, pero puedes también decidir teñirte las canas tú misma en casa.

En función de las canas y la duración deseada, puedes elegir entre:

- **Una coloración permanente**

  Se trata de una coloración con una mayor concentración de sustancias nocivas para el cabello y el cuero cabelludo. Contiene agua oxigenada y tal vez amoníaco. Con un poder cubriente de un 100%, el colorante alcanza el canal medular del cabello para teñir las canas de forma duradera. Sin embargo, es necesario retocar las raíces cada seis semanas. En la composición de este tipo de tratamiento aparecen una serie de ingredientes a los cuales es necesario prestar atención.

- **Una coloración semipermanente**

  Como en la anterior, también la coloración semipermanente contiene agua oxigenada y a veces amoníaco. Cubre al máximo un 50% del cabello y no dura más de dos meses. La gama de colores es limitada y no es posible aclarar el cabello, sino solo oscurecerlo un tono a lo sumo.

- **Una coloración temporal**

  Se trata de la coloración menos perjudicial, pues la composición no incluye agua oxigenada y tampoco amoníaco, pero el color dura solo siete u ocho lavados. Este tipo de coloración cubre solo un 30% de las canas y permite oscurecerlas un tono al máximo.

En todo caso, te aconsejo que si quieres cubrir las canas utilices colores 100% naturales como se ha explicado en el capítulo 3.

Cuidado con la publicidad engañosa

Toda estrategia es buena con tal de vender y la publicidad lo demuestra. Los envases comunican simples ilusiones y presumen el empleo de ingredientes naturales para responder a las exigencias del consumidor. Los aceites y aceites esenciales están presentes en cantidades tan insignificantes que no tienen casi ninguna acción real. En pocas palabras, la cantidad de producto en la que hacen hincapié los anuncios es inversamente proporcional a la longitud de las etiquetas en un envase. Por tanto las coloraciones con aceites, con aceites esenciales, miel, jalea real, etc. no son mejores que cualquier otra. Si quieres sacar el máximo partido de estas sustancias, prepara productos caseros y tus cabellos te lo agradecerán.

Las coloraciones de la peluquería: procedimiento y resultados

Para usar una palabra popular, hablaremos de coloración permanente. En la jerga profesional, se trata de coloración permanente por oxidación.

Sigamos los distintos pasos de un cliente que desea este tipo de tratamiento. Consta de dos fases:

fase 1 a la luz de problemas múltiples detectados en clientes especialmente sensibles, 48 horas antes del tratamiento es obligatorio realizar un test alérgico del colorante;

fase 2 es necesaria una decoloración. Las personas morenas que quieren ser rubias deben someterse a este tratamiento. Podemos encontrarnos ante dos casos:

- si se aplica en colores naturales, el tratamiento de decoloración se interrumpe en el momento adecuado, al menos en un 90% de los casos. Se aplica una pátina para quitar o agregar un reflejo. Al final, no será necesario una coloración oxidante;
- si los cabellos se sometieron a un color castaño o más oscuro, es necesario pro-

ceder previamente a una decoloración que neutralice los pigmentos artificiales y por lo tanto elimine el color antiguo antes de pasar a la fase 3.

Hay distintos tipos de decolorantes (*consultar* arriba "Las decoloraciones: atención") que se usan en función del cabello y su color:

- una pasta decolorante sin amoníaco para cabellos finos o rubios, sobre base clara;
- una pasta decolorante con amoníaco sobre base rubia más oscura;
- un aceite decolorante para cabellos oscuros;
- un polvo decolorante usado para mechas.

Estos productos contienen varios componentes sospechosos como PEG, EDTA, parafina, MEA, persolfatos, etc.;

fase 3 para las personas que desean oscurecer el tinte natural, se procede a una coloración por oxidación. Para quienes ya hicieron una coloración permanente y quieren cambiar completamente el color, se comienza haciendo una decoloración antes de la coloración permanente (*consultar* fase 2).

La coloración permanente se obtiene mezclando dos productos:

- un oxidante;
- un colorante, pero se pueden también mezclar varios productos para obtener el tinte deseado.

El producto se aplica en los cabellos secos y se deja descansar de 30 a 35 minutos. El tiempo de aplicación puede aumentar en función del matiz deseado.

Es el tratamiento más frecuente, aunque existen muchas alternativas naturales que abordaremos en el capítulo 4.

Aunque no es nuestra intención denigrar un tratamiento al que se someten muchas mujeres, queremos demostrar que ninguna coloración está libre de efectos colaterales.

De hecho, las precauciones de uso indicadas en los envases son muy elocuentes e invitan a la prudencia. Es necesario leerlas cuidadosamente.

Riesgos para la salud

Sea por el motivo que sea, decidir teñir el cabello no es una decisión sin consecuencias. Más de la mitad de mujeres se encuentran en esta situación, sumada a un buen porcentaje de hombres.

Un tinte químico consta de un número importante de sustancias a menudo peligrosas, cuyos efectos en el organismo la medicina comienza a plantearse.

Puesto que las coloraciones no se aconsejan antes de los dieciséis años y aunque esta información está indicada en los envases, el consumidor debería empezar a dudar de la salubridad de los productos. ¿Los tintes considerados perjudiciales para los jóvenes no constituyen también un peligro para adultos y ancianos? La duda comienza a aflorar. Otras recomendaciones están contempladas en esta legislación francesa del noviembre de 2011, cuyas indicaciones resultan válidas también para España. Las coloraciones no deben ser utilizadas en cejas y pestañas y tampoco en caso de cuero cabelludo irritado o de erupciones cutáneas en el rostro. No se aconsejan en embarazadas, lo cual es algo normal. Por último, se aconseja realizar una prueba de sensibilidad que no es del todo fiable, pues una prueba negativa no previene posibles reacciones alérgicas.

Los daños que provocan las coloraciones químicas son conocidas, por eso l'*Agence Française de Sécurité Sanitaire des Produits de Santé* (AFSSPB, Agencia francesa de seguridad sanitaria de productos de belleza) realizó advertencias y recomendaciones importantes que cada usuario debe seguir.

Algunas recomendaciones del AFSSPB:

1. Los jóvenes menores de 16 años no deben usar coloraciones químicas.
2. Respetar las instrucciones para el uso del producto y seguir cuidadosamente las advertencias.
3. En caso de picor, sensación de quemadura, o bien otras reacciones anormales, enjuagar inmediatamente el cabello.
4. Conservar el envase del producto para tener al alcance la información útil en caso de reacciones alérgicas.
5. Usar los guantes suministrados en el envase. Debes saber que las manos son igual de permeables y frágiles que el cuero cabelludo.
6. Evitar el contacto del producto con ojos, rostro, orejas, manos o bien otras partes del cuerpo.
7. No usar instrumentos metálicos.
8. No te tiñas el cabello si padeces una erupción cutánea en el rostro o si tienes el cuero cabelludo sensible, irritado o arruinado o si has sufrido otras reacciones después de una coloración.
9. No te tiñas las pestañas o cejas con coloraciones capilares, ya que pueden ser sumamente agresivas en los ojos.
10. Haz una prueba alérgica al menos 48 horas antes de aplicar el color.
11. Mantén el producto lejos del alcance de los niños.

El cuero cabelludo, como el resto de la piel, no es para nada impermeable, sino al contrario, deja pasar y difundir numerosos elementos activos. Algunos de estos elementos son útiles para la vida y la salud de la piel, otros son venenos cuya acción contaminante repercutirá no solo en el estado de la piel, sino en la de distintos órganos: por ejemplo, en la peluquería el riesgo de cáncer de vejiga y garganta es más alto a causa del uso cotidiano de productos sospechosos. Es necesario saber que las coloraciones contienen, entre otros, aminas aromáticas, como el PPD. Incluso en pequeñas dosis, estas sustancias cruzan la barrera cutánea, entran en el torrente sanguíneo, llegan a los órganos y a medida que aumenta el número de coloraciones envenenan el organismo hasta provocar el cáncer.

El riesgo más alto y visible durante el uso de coloraciones es la aparición de alergias. Numerosas sustancias son la causa, como el para-aminofenol y sobre todo la parafenilendiamina, o PPD. Otras sustancias, como el resorcinol, son interferentes endócrinos, actúan a nivel de la tiroides y en el sistema nervioso central. Como el l-naftol y el tolueno, irrita las vías respiratorias, la piel y ojos, pues el riesgo no depende solo del contacto con la piel, sino también por inhalación. El engaño de los fabricantes consiste en agregar a los productos un perfume para ocultar el típico olor. Este modo de trabajar no solo es engañoso, sino que puede aumentar, con el empleo de perfumes de calidad ínfima, las alergias, los trastornos de la piel como el eczema y las irritaciones del cuero cabelludo. La toxicidad del PPD va más allá de las reacciones alérgicas: envenena el hígado y los riñones, perjudica el sistema inmunitario, puede alterar el sistema respiratorio y el nervioso.

Para conocer mejor el riesgo que corres, es necesario comprender el funcionamiento del cuerpo humano en relación a estos productos. El cuerpo está programado, a través de las secreciones enzimáticas, para eliminar las sustancias no deseadas cuando éstas son naturales y por lo tanto derivadas de materia viviente. En cambio, las sustancias químicas son difícilmente degradables para nuestro sistema enzimático. Son sustancias xenobióticas, es decir "antivida", pues se van acumulando en el organismo y gradualmente envenenan hasta hacernos enfermar.

Por supuesto, el peligro depende de la frecuencia. Usar un tinte químico una vez en la vida afectará muy poco a nuestra salud, y será difícil prever una reacción alérgica. Por el contrario, el peligro deriva de un empleo regular de decoloraciones y coloraciones.

Por tanto, dejemos de considerar las coloraciones como productos inocuos. No lo son para nada y el aspecto con el que se presenten no debe hacernos olvidar los riesgos para la salud que nos hacen correr. Si deseas teñirte el cabello, usa productos naturales (*consultar* el capítulo 3).

ATENCIÓN A LA CIRROSIS Y AL CÁNCER

El uso reiterado de coloraciones capilares químicas puede causar la aparición de cirrosis biliar primitiva (las mujeres que usan coloraciones químicas están expuestas un 40% más al riesgo de contraer cirrosis biliar respecto a las mujeres que usan solo coloraciones naturales). Los casos no son aislados, pero la enfermedad es insidiosa. La cirrosis biliar preanuncia una cirrosis hepática. Además, puede ser acompañada por psoriasis, el fuego de San Antonio o infecciones urinarias.

Asimismo, el riesgo de cáncer relacionado con coloraciones químicas no debe subestimarse. En cosmética se usan miles de productos químicos de los que a menudo ignoramos las repercusiones en la salud. La combinación de varias sustancias peligrosas en el mismo producto aumenta la toxicidad y las repercusiones en los órganos que depuran el organismo, como el hígado.

Lociones capilares

Además de las decoloraciones y coloraciones, existen otros productos agresivos que pueden alterar el cabello y el cuero cabelludo. Hemos analizado los champús, pero no nos olvidemos de los productos usados para el peinado, en particular los que se compran en los grandes almacenes. También estas lociones capilares pueden contener sustancias nocivas como los PEG.

COMPOSICIÓN DE UNA LOCIÓN CAPILAR

Aqua/water, **alcohol denat.**, VA/crotonates copolymer, isopropyl alcohol, CI47005/acid yellow 3, CI15985/yellow 6, VP/VA copolymer, lactic acid, hydroxycitronellal, **PEG-2 oleamine**, triethanolamine, benzyl benzoate, linalool, benzyl alcohol, cinnamyl alcohol, alpha-isomethyl ionone, coumarin, amyl cinnamal, parfum/fragrance (FIL C 45134/2).

Contiene en especial alcohol desnaturalizado y PEG.

Riesgos para la belleza

Estos riesgos afectan sobre todo al cabello y se producen debido a la sucesión de coloraciones.

Existe también una remota posibilidad de una pérdida repentina de cabello o una alergia muy grave.

Por el contrario, eczemas, quemaduras e irritaciones del cuero cabelludo pueden comprometer tu aspecto habitual y desencadenar el efecto contrario respecto al objetivo prefijado.

De la misma manera, a medida que la coloración se difumina, podrás constatar una pérdida de la vitalidad del cabello, una transformación gradual debido al efecto paja. Cabellos apagados, aplastados, sin vida, tu melena no será más un elemento de belleza y estarás tentado a efectuar una nueva coloración.

No cedas. Cuida sobre todo el cuero cabelludo y tus cabellos (sigue los consejos recopilados en el capítulo 4) antes de realizar una nueva coloración, ¡pero esta vez natural!

¿Cómo desintoxicar el cabello de las siliconas?

bit.ly/tintesnaturales01

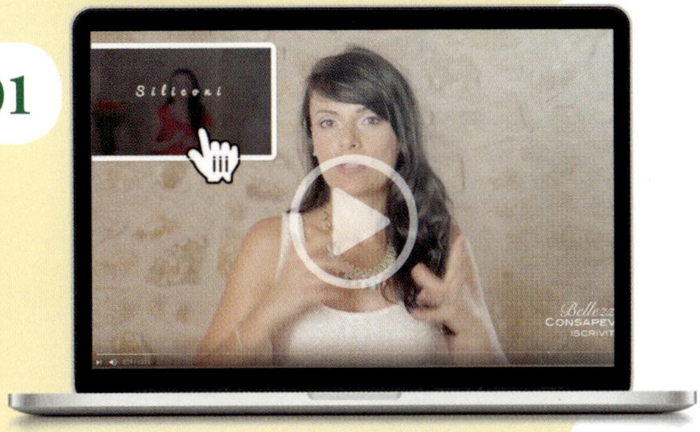

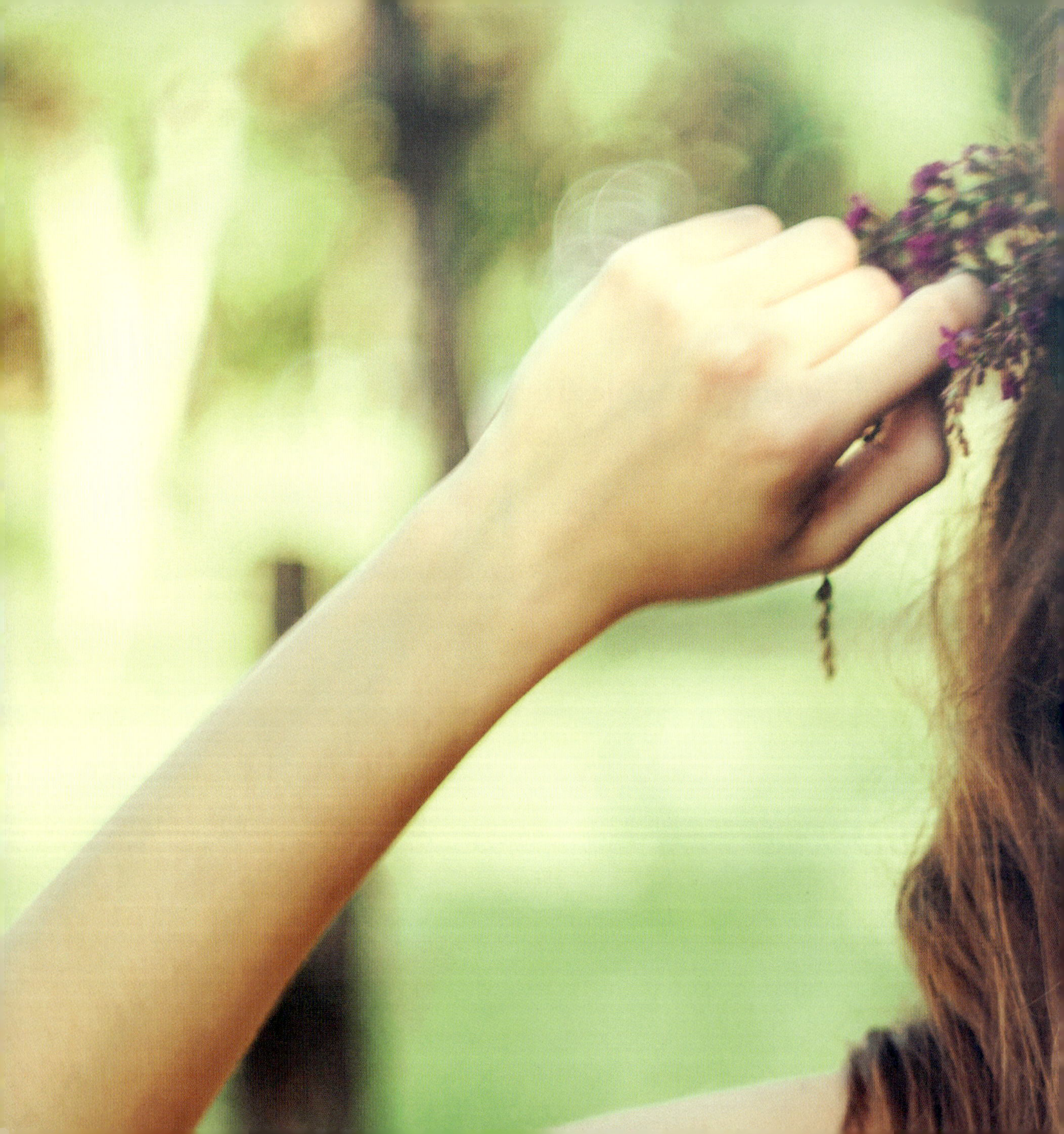

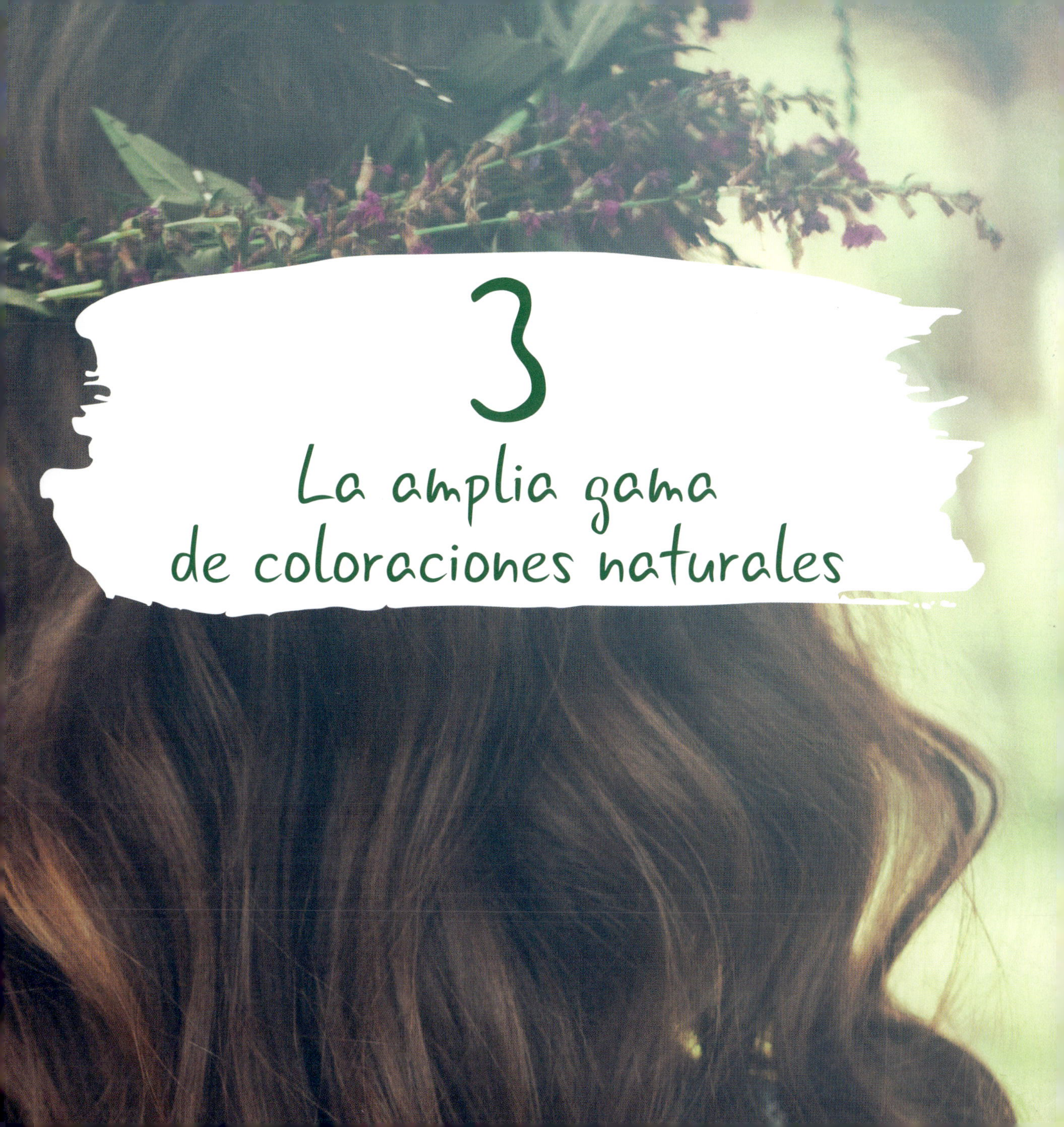

3

La amplia gama de coloraciones naturales

Las coloraciones naturales industriales

¿Estás harta de maltratar tu cabello y cuero cabelludo? ¿Tus cabellos están cada vez más frágiles, estropeados y con "efecto paja" debido a los tratamientos que haces? ¿O bien, simplemente no quieres usar productos capilares cuyos efectos a largo plazo desconoces? Entonces, los tintes naturales son la solución ideal para ti.

En un primer momento, a no ser que seas una valiente, te aconsejamos consultar un especialista de tintes vegetales. Te asesorará o preparará el primer tinte para que tus cabellos puedan recobrar el antiguo esplendor. A continuación, puedes comenzar a averiguar.

Si quieres hacer todo por tu cuenta, nuestros consejos te ayudarán, pero si usas polvos colorantes 100% naturales será necesario proceder por tentativas hasta dar con el color definitivo. El tinte final dependerá del color de base de tu cabello, de la cantidad de polvo usado, del tiempo de aplicación, etc.

Las ventajas

Si escoges tintes completamente naturales, es decir sin aditivos químicos, tendrás la ventaja, no solo de teñir el cabello, sino también de proteger el cuero cabelludo, al contrario de lo que sucede con los perjudiciales tintes químicos.

Las composiciones

N. 2 BRUNO, K POUR KARITÉ
COLORACIÓN NATURAL, 100 G

COMPOSICIÓN

Aqua, alcohol denat., benzyl alcohol, aloe barbadensis leaf juice (aloe vera juice), salvia officinalis (sage) water, citric acid, basic yellow 57 (CI 12719), basic brown 17 (CI 12251), basic blue 99 (CI 56059), basic red 76 (CI 12245), hydrooxyethylcellulose, butyrospermum parkii (shea butter) oil, hydrixypropyl guar hydroxypropyltrimonium, sunflower seed oleic polyglyceryl-6-esters, aminomethyl propanol, parfum (fragrance), sodium acetate, isopropyl alcohol, cellulose.

COLORANTE EN POLVO CAOBA, LOGONA
COLORACIÓN 100% VEGETAL

COMPOSICIÓN

Lawsonia inermis (henna) leaf powder, beta vulgaris (beet) root powder, juglans regia (walnut) shell powder, indigofera (indigo) leaf powder, indigofera argentea (indigo) leaf powder, maltodextrin, betaine, simmondsla chinensis (jojoba) seed oil, algin, parfum (essential oils).

Contiene dos ingredientes biológicos: la henna y la jojoba.

CREMA COLORANTE AURORA, LOGONA
COLORANTES 100% VEGETALES, 150 ML

COMPOSICIÓN

Aqua, alcohol denat., glycerin, chamomilla recutita (matricaria) extract, hectorite, coco glucoside, rheum undulatum root extract, lawsonia inermis (henna) extract, xanthan gum, algin, rosmarinus officinalis (rosemary) leaf extract, citric acid, maltodextrin, parfum (essential oil), linalool, limonene, eugenol.

Al leer estas composiciones, presentadas como naturales, el consumidor debe plantearse algunas preguntas. Sería confortante encontrar la composición redactada en español, junto a la lista de efectos secundarios de las sustancias usadas, como ocurre con los fármacos.

En todo caso, para tu seguridad escoge los productos que tengan estos sellos de garantía: BDIH, NATRUE y Cruelty-free.

Los sellos de certificación

El sello ACENE

ACENE es una asociación sin ánimo de lucro con sede en España que garantiza y certifica que todos sus socios cumplen con un standard ACENE de cosmética NATURAL / ECOLOGICA / VEGANA y no testada en animales.

El sello ACENE/BIO garantiza que el 99% del total de ingredientes es de origen natural, incluyendo agua o productos de origen mineral, y que un mínimo del 22% de los ingredientes es de origen ecológico certificado. El sello excluye materias primas, productos, o subproductos que hayan sido testados en animales.

El sello ACENE/NAT garantiza simplemente que el total de los ingredientes son de origen natural y mineral incluyendo agua.

Un producto es certificado ACENE/VEGAN cuando el total de su formulación sea vegetal o mineral y no contenga ningún producto o subproducto de origen animal y por supuesto que no hayan sido testados en animales o se utilice su explotación.

El sello BioVidaSana

El sello BioVidaSana es concedido por la asociación VidaSana, una entidad sin ánimo de lucro y declarada de utilidad pública nacida en 1981 que se dedica a promover la agricultura biológica y la alimentación sana y promuove el uso de de cosméticos en los cuales la composición y elaboración sea respetuosa con el medio ambiente y la salud de las personas.

Es una norma nacional pensada para que pequeñas empresas comercializadoras y fabricantes puedan tener acceso a la certificación a precios razonables.

La entidad responsable de la certificación el la suiza bio.inspecta.

El sello certifica que:

- la mayoría de ingredientes son naturales (preferentemente certificados ecológicos)
- es mínimo el uso de ingredientes químicos y se usan sólo aquellos que no son un riesgo para la salud o el medio ambiente
- nel producto no ha sido testado en animales
- no contiene ingredientes transgénicos o nanopartículas
- el producto se ha producido sin contaminar ni dañar el medio ambiente.
- los ingredientes de los productos certificados así como el sistema de producción de las empresas fabricantes han sido rigurosamente revisados y sometidos a la aprobación de la entidad de certificación.

El sello BDIH

Este sello nació de una asociación federal alemana que agrupa industriales y empresas con el fin de proponer productos de calidad no solo en campo cosmético.

El reglamento del sello BDIH, reconocido a nivel mundial, prohíbe:

- materias primas derivadas de la petroquímica;
- materias primas de origen animal;
- colorantes artificiales;
- perfumes sintetizados;
- aceites esenciales y aceites vegetales sin certificación biológica.

El sello se atribuye al producto y no al fabricante. Por tanto, presta atención en el momento de elegir los productos: ¿los ingredientes son biológicos?, ¿ y qué se dice al respecto de la irradiación?

El sello Cosmebio

Cosmebio se basa en un reglamento bastante tolerante. Fue creada en el 2000 y no constituye un gran paso adelante por lo que concierne la calidad de los productos cosméticos propuestos. Otros sellos trabajan para formular productos cosméticos de mejor calidad, como Nature & Progrès.

El sello Cosmebio asegura que:

- los productos acabados se realizan con al menos un 95% de ingredientes naturales o de origen natural;
- al menos un 10% de los ingredientes usados derivan de agricultura biológica;
- un 95% de los ingredientes certificados derivan de agricultura biológica;
- los productos acabados no contienen más de un 5% de ingredientes artificiales.

Si el 5% de los ingredientes artificiales usados son muy peligrosos, ¿para qué sirve la certificación? El sello puede engañar al consumidor que cree haber comprado un producto biológico.

El sello Crueltyfree

crueltyfree

NOT TESTED ON ANIMALS

Para usar este sello, los fabricantes deben demostrar que los ingredientes indicados en la composición no han sido testados en animales y los proveedores deben certificar que no practican ningún tipo de experimento en animales.

Para usar el sello Leaping Bunny:

- ningún producto o ingrediente empleado durante la fabricación del cosmético debe haber sido testado en animales.
- los proveedores deben certificar que no practican ningún tipo de experimento en animales;
- el producto que lleva el sello debe aceptar que puede estar sometido a controles en cualquier momento.

Pero no te dejes confundir: un producto "Cruelty-free" puede no ser vegano (consultar "El sello Vegan"). En cambio, lo contrario es imposible. De hecho, el sello Cruelty-free certifica simplemente que los ingredientes empleados no se testan en animales. Sin embargo, pueden contener subproductos animales como la cera de abejas.

Un producto vegano no contiene productos ni derivados animales.

Por otro lado, no se solicita información relacionada con la calidad biológica de los ingredientes empleados y tampoco sobre la posible radiación.

El sello Ecocert

Ecocert, nacida en 1991, es un sello de certificación francesa. En cosmética, tiene dos niveles de calidad, sin que ello implique alguna diferencia, a nuestro parecer, ya que un producto es biológico o no lo es.

Para obtener el sello Eco:

- al menos un 50% de los ingredientes deben derivar de agricultura biológica;
- al menos un 5% de los ingredientes totales debe estar certificado como biológico.

En pocas palabras, significa que cinco de diez ingredientes deben ser biológicos y estos cinco ingredientes deben representar como mínimo un 5% del peso total del producto. En definitiva, el producto acabado no puede considerarse absolutamente biológico.

Para conseguir el sello Bio:

- un 95% de los componentes del producto, incluida el agua, debe ser natural o de origen natural;
- almenos un 95% de los ingredientes vegetales usados debe ser biológico;
- al menos un 10% de los ingredientes totales debe estar certificado como biológico.

También en este caso el usuario está en el limbo, pues no tiene la posibilidad de evaluar la calidad del producto comprado.

La única ventaja de este sello es que se certifica la ausencia de ingredientes artificiales (colorantes, perfumes, derivados del petroleo, aceites, grasas, siliconas, emolientes sintetizados, etc.) e ingredientes derivados de animales vivos o muertos.

¿Y por lo que concierne la radiación de los productos usados en caso de que se utilice?

El sello ICEA

Certifica productos cosméticos, materias primas y cosméticos para uso animal. Garantiza que los productos privilegian el empleo de ingredientes biológicos y asegura:

- fórmulas basadas en ingredientes de origen natural, seleccionadas en función de criterios de sostenibilidad ambiental y salubridad;
- en caso de cosméticos ecológicos y biológicos, la presencia de tensioactivos, principios funcionales y extractos vegetales derivados de agricultura biológica y certificados de conformidad con las principales normas internacionales;
- pruebas obligatorias en el producto acabado para prevenir efectos no deseados;
- etiquetas y publicidad fidedigna respaldada por pruebas o bibliografía científica comprobada;
- un sistema de control y certificación independiente con acreditaciones internacionales que difunda públicamente las reglas, las listas de empresas y productos certificados (incluso los ingredientes) y que responda a las preguntas de los consumidores.

El sello NATRUE

Creado en 2008 por los pioneros de la cosmética natural reunidos en una asociación internacional sin ánimos de lucro, es un sello que puede atribuirse a nivel mundial.

Garantiza al consumidor la compra de un producto 100% natural, es decir:

- los ingredientes son naturales y biológicos al 95% o productos silvestres controlados;
- sin perfumes o colorantes artificiales;
- sin ingredientes derivados del petróleo (parafina, PEG, propil, etc.);
- sin OGM;
- sin siliconas o derivados;
- no radiados, ya sea que se trate de ingredientes como del producto acabado;
- el producto acabado no debe estar testado en animales;
- por último, un punto muy importante, la elaboración de los productos deberá respetar el medio ambiente.

También en este caso el sello se atribuye a cada producto concreto y no a una firma.

El sello Nature & Progrès

Este sello, nacido en 1964, ha sido siempre garantía de productos certificados biológicos, con un reglamento muy estricto comparado con otras certificaciones vigentes francesas.

Los cosméticos que llevan el sello Nature & Progrès:

- están realizados con el 100% de ingredientes biológicos;
- no contienen sustancias químicas artificiales;
- no contienen sustancias OGM;
- contienen solo conservantes no tóxicos de origen natural;
- deben ser producidos con al menos un 70% de ingredientes que hayan obtenido el sello Nature & Progrès como garantía de calidad.

Al contrario, no se indica algún tipo de información sobre la radiación de los productos empleados.

El sello One Voice

Se trata de una certificación francesa que representa la garantía de que los productos no fueron testados en animales.

Este sello se presenta en dos colores en función de los parámetros a los cuales responde el producto.

Para conseguir el sello azul:

- los ingredientes empleados no deben estar testados en animales;
- el producto no debe contener ingredientes de origen animal (a excepción de mieles, cera y polen, siempre de origen biológico);
- el producto acabado no es biológico.

En cambio, para obtener el sello naranja:

- los ingredientes empleados no deben estar testados en animales;
- el producto no debe contener ingredientes de origen animal (a excepción de mieles, cera y polen, siempre de origen biológico);
- el producto acabado es biológico.

En este caso no es solo un producto certificado por el sello, sino una gama de productos.

El sello Vegan

Este sello asegura que:

- los productos acabados no se testaron en animales muertos o vivos;
- los ingredientes empleados para la producción no se testaron en animales;
- los productos no contienen derivados animales.

No se indica ninguna información sobre la calidad biológica de los productos empleados.

El sello V-Label

La V-Label es un símbolo reconocido internacionalmente para el etiquetado de productos y servicios veganos y vegetarianos. Es un sello independiente que garantiza la inspección de la composición de los productos y el examen de cada paso de producción individual que atraviese el desarrollo de un producto. El sello V-Label no es concedido en caso de productos declarados como que contienen OGMs (organismos genéticamente modificados). V-Label no excluye pero productos cuyo embalaje pueda contener productos derivados de animales.

La acción en el cabello y en el cuero cabelludo

Los tintes vegetales actúan de manera diferente respecto las coloraciones químicas, ya que no se produce la oxidación: el color no penetra en la profundidad del cabello, sino que cubre simplemente su color natural, que no se modifica y volverá a aparecer en los lavados sucesivos.

Coloración natural del cabello de castaño a moreno

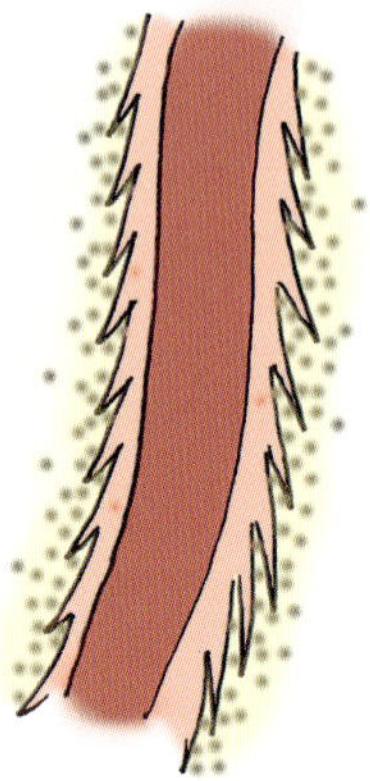

Los pigmentos no penetran en el cabello porque la cutícula permanece cerrada.

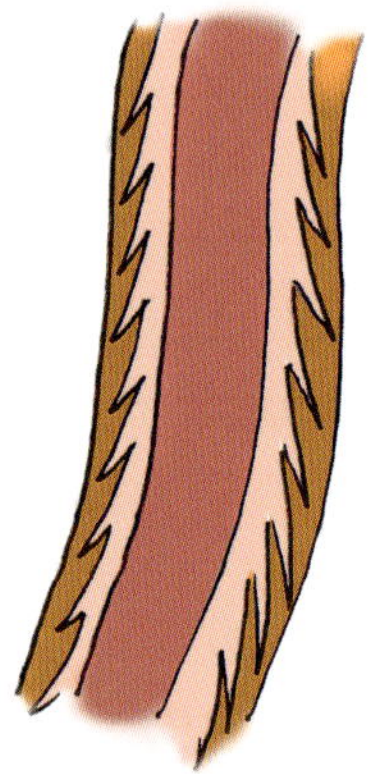

El color se adhiere al cabello sin penetrar el canal medular.

El cabello no es alterado o agredido, así como el cuero cabelludo. Las irritaciones e inflamaciones se reducen o eliminan, pues el cuero cabelludo no se somete a la acción agresiva de los productos químicos. Una coloración natural seleccionada cuidadosamente no solo tiñe los cabellos, sino que también los cuida y se convierte en un verdadero tratamiento de belleza.

- Acción capilar: cubre y protege los cabellos. Los cabellos se fortifican y recobran su vitalidad. La melena adquiere volumen, suavidad, brillo, consistencia y luminosidad.
- Acción en el cuero cabelludo: las plantas indicadas en la sección siguiente ("Las coloraciones naturales a base de extractos vegetales") protegen el cuero cabelludo de manera diferente en función de la planta utilizada. En general, calman el picor, curan las irritaciones y purifican el cuero cabelludo. Además, eliminan la caspa y, en algunos casos, combaten la proliferación de parásitos, como los piojos.

La duración en el tiempo

Como te explicamos en el esquema anterior, los tintes naturales cubren el cabello sin penetrarlo, al contrario de las coloraciones químicas, que decoloran el cabello inyectando el tinte seleccionado de manera casi definitiva.

El color natural es transitorio y debe renovarse más a menudo, una vez al mes o cada dos meses, según el caso concreto y el producto utilizado.

Las coloraciones listas para el uso y los ingredientes prohibidos por las certificaciones biológicas

En función de las marcas, las composiciones presentan un número diferente de ingredientes. Lee cuidadosamente las composiciones, pues algunos ingredientes están prohibidos en los cosméticos biológicos certificados:

- etoxilados y propoxilados
- glicoles;
- EDTA;
- DEA, MEA, TEA;
- formaldehídos;
- tiazolidinedionas;
- cuaternarios de amonio;
- colorantes artificiales.

Indicaciones y contraindicaciones

En vez de las coloraciones químicas, te aconsejamos las coloraciones naturales en todos los tipos de cabello.

Salvo en caso de tintes listos y comercializados en tiendas, tendrás que hacer pruebas, pero debes saber que puedes obtener prácticamente todas las coloraciones posibles.

La variedad es muy amplia y algunas plantas serán más adecuadas que otras para tu caso concreto. Podrás elegir con facilidad mientras haces tus pruebas.

Se desconocen las contraindicaciones. Las plantas seleccionadas no agreden el cabello y tampoco el cuero cabelludo y no causan alergias, salvo que contengan aditivos. Presta atención a los tintes indicados como naturales que no lo son verdaderamente (*consultar* el apartado Lista de marcas).

Lista de marcas: dónde encontrar las coloraciones naturales

El mercado de coloraciones naturales está en expansión y muchas marcas ofrecen coloraciones más o menos naturales.

No escojas la primera marca que encuentres. Lee cuidadosamente las etiquetas, sabiendo que los eslóganes de «champú al» o «tinte al» ocultan verdaderos fraudes, pues el porcentaje de producto en el que se basan dichos anuncios es muy bajo.

Después de realizar estos análisis, te darás cuenta de que las marcas que proponen coloraciones naturales son muy pocas. Existen algunas decenas que podemos usar sin riesgo para la salud.

BEAUTILICIOUS DELIGHTS www.curavisoecapelli.it/ collections/cura-dei-capelli (web en italiano e inglés)	**CENTIFOLIA** Route de St Clémentin 79250 Nueil Les Aubiers, Francia www.centifoliabio.fr (web en italiano e inglés)
COLOR LUCENS Cosmolab srl – Villa Lodola Via dei Filosofi 55 52037 Sansepolcro (AR), Italia www.villalodolaumbria.it (web en italiano)	**CORPORE SANO** DISNA, S.A. Apartado de Correos 178 08100 Mollet del Vallès Barcelona, España www.corporesano.com (web en castellano, inglés, portugués)
PHITOFILOS www.phitofilos.it (web en italiano)	**KHADI** www.khadi.de (web en alemán e inglés)
LA SAPONARIA Via Arena, 61022 Sant'Angelo in Lizzola, Italia www.lasaponaria.it (web en italiano)	**LABORATOIRE ARILAND** **(« K POUR KARITÉ »)** Z.I. du Dolmen 42380 Luriecq, Francia www.kpourkarite.com (web en francés e inglés)
LE ERBE DI JANAS Strada Is Antas Traversa di Via Ghilarza, snc 09170 Oristano (OR), Italia www.erbedijanas.com (web en italiano)	**LOGONA** Logocos Naturkosmetik AG Zur Kräuterwiese 31020 Salzhemmendorf, Alemania www.logona.de (web en alemán e inglés)
HENNÉ NATUR Hennedrog 22, bd Marie-Joseph 13015 Marseille, Francia www.hennedrog.eu (web en francés)	**SANTE** Logocos Naturkosmetik AG Zur Kräuterwiese 31020 Salzhemmendorf, Alemania www.sante.de (web en alemán e inglés)

Encontrarás estas coloraciones en las tiendas de productos naturales; hay marcas que se presentan como irreprensibles y basan su publicidad en la composición natural, pero te aconsejamos que leas bien la composición de estas coloraciones. Por ejemplo, la marca Beliflor comercializa buenos henna como el de Shiraz, pero también otros productos cuya composición nos resulta dudosa.

BELIFLOR Z.A. Les Bredanes Rue de l'Orme aux Loups 45130 Baule, Francia www.beliflor.fr (web en francés)	**HERBATINT** BIERBA SRL Aggl.to Industriale ASI di Passo Corese, SR 313 km 2,8 02032 Fara Sabina (RI), Italia it.herbatint.com
LABORATOIRE LES 3 CHÊNES ZA La Terre Ronde 69770 Villechenève, Francia www.3chenes.com (web en francés)	**MARCAPAR ITALIA** Viale Enrico Thovez, 2 10131 Torino, Italia www.marcapar.it
TINTS OF NATURE 310 Ampress Lane, Ampress Park Lymington SO41 8JX, Regno Unito www.tintsofnature.com (web en inglés)	**PHYTO ITALIA** Alès Groupe Italia SPA Largo Donegani, 2 20121 Milán, Italia www.phyto.it

NATURALMENTE HEAD OFFICE SOUTH AFRICA
34 Tynemouth Road
Plumstead – Cape Town – 7800, Sud África
www.naturalmente.co.za
(web en inglés)

Las coloraciones naturales a base de extractos vegetales (caseras)

Tienes a tu disposición una amplia gama de plantas. Algunas son plantas colorantes, otras no, pero pueden combinarse para preparar cataplasmas colorantes, protectores capilares y del cuero cabelludo.

Algunos polvos pueden combatir la caída del cabello y la caspa, reparar los daños provocados por antiguas coloraciones, calmar el picor derivado de inflamaciones y curar las irritaciones de un cuero cabelludo maltratado.

Algunos consejos preliminares

Ante todo es necesario saber que los tintes naturales a base de extractos vegetales son coloraciones tono sobre tono y que, si bien pueden aclarar tu color natural, no podrán rebajarlo a un color mucho más claro. Por ejemplo, una persona morena nunca podrá ser rubia.

Si quieres este tipo de cambio deberás escoger una coloración química que decolore el cabello.

Si escoges una coloración natural después de años de coloraciones químicas, recuerda regenerar antes los cabellos y seguir estos consejos.

No tiñas el pelo con una coloración vegetal sin haber dejado descansar los cabellos por un período.

Acondiciónalos, recuerda que los tintes químicos los han arruinado. ¿Tus cabellos se encuentran desvitalizados, pesados, secos, difíciles de peinar, efecto paja? Entonces, ¡a repararlos! Para esto no hay otro mejor remedio que aplicar cataplasmas de arcilla o Ghassoul, baños de aceites específicos para recobrar la vitalidad (*consultar* "Los aceites vegetales").

Por último, utiliza champús delicados, no agresivos, sin perfumes químicos, a base de aceites esenciales o, si lo prefieres, infusiones lavantes a base de quillay, saponaria o arcilla Ghassoul. También puedes usar un champú seco a base de plantas no colorantes que indicamos a continuación (*consultar* la tabla "Cómo utilizar el polvo de plantas no tintóreas").

Advertencias preliminares

Los polvos que trataremos son muy volátiles y a veces irritantes para los ojos. En todo caso, te aconsejamos:

1. preparar las mezclas en un lugar cerrado, lejos de corrientes de aire (evita prepararlas al aire libre o con las ventanas abiertas);
2. utilizar guantes;
3. proteger los ojos. Si desafortunadamente los materiales entran en contacto con los ojos, es necesario lavarlos con abundante agua durante unos minutos y a continuación consultar a un médico.
4. en caso de inhalación del polvo, consultar a un médico.

Te damos algunos consejos por precaución, pues hasta la fecha no nos consta que las plantas atóxicas que presentamos hayan causado problemas.

Además, los tintes obtenidos varían en función del tiempo de aplicación que podrá ir de treinta minutos a una noche entera.

Las mascarillas deben aplicarse tibias y recubiertas con papel film para alimentos de modo que la ropa no se manche.

Los principales colorantes naturales

En el mundo existen varias plantas que pueden usarse como colorantes capilares 100% naturales. Por supuesto, su poder tintóreo es inferior respecto a los colorantes químicos, pero tienen la ventaja de proteger el cabello, estimular su crecimiento y hacer que el cuero cabelludo sea más sano, reforzando tu color natural o modificarlo según la cantidad de colorante o de mezcla de colorantes seleccionada.

Puedes atreverte a usar las combinaciones que creas posibles sin temor a perder tus cabellos o irritar el cuero cabelludo. Las coloraciones vegetales han de preferirse respecto a las químicas y algunas son perfectas incluso para el pelo gris o con canas.

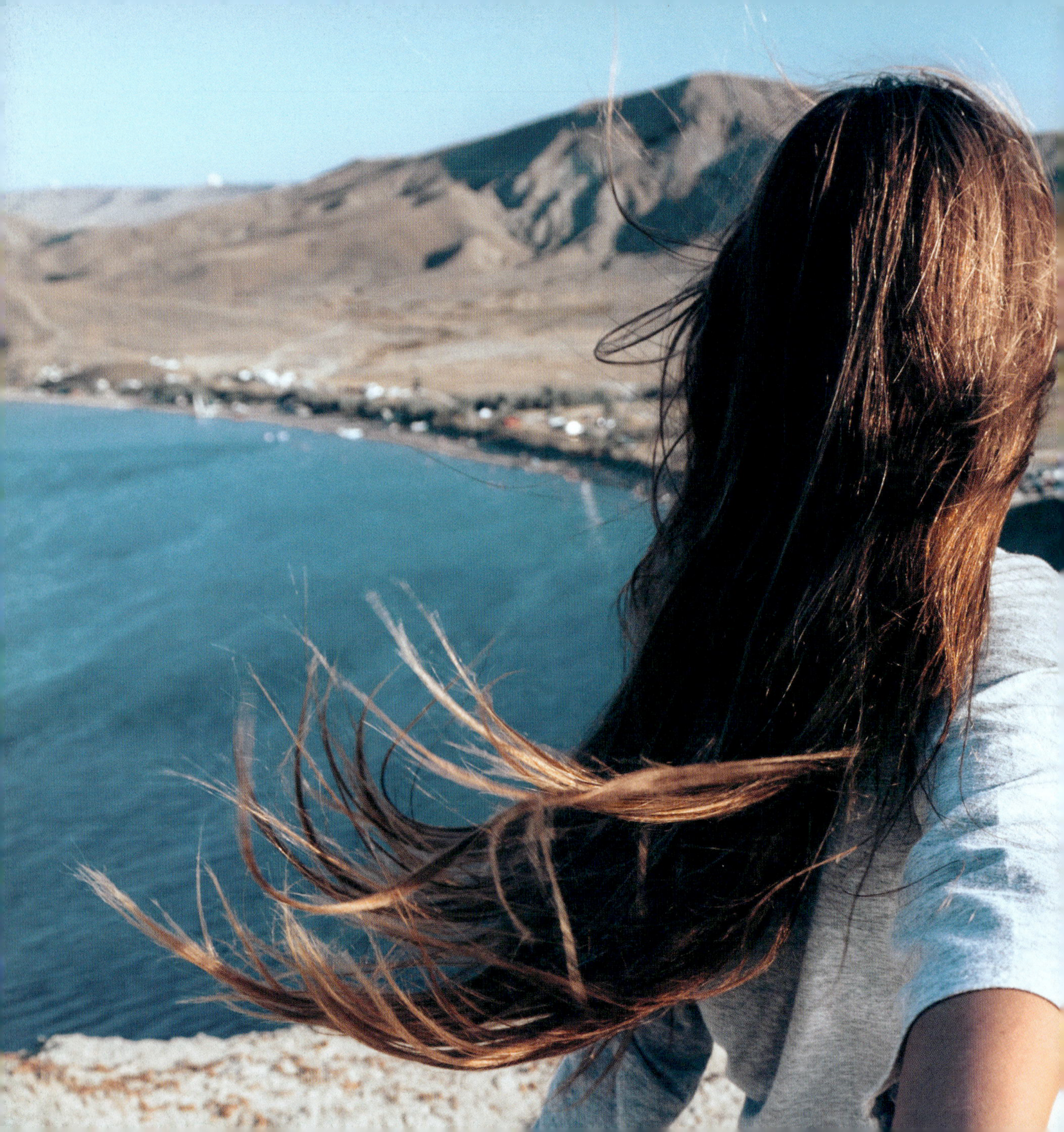

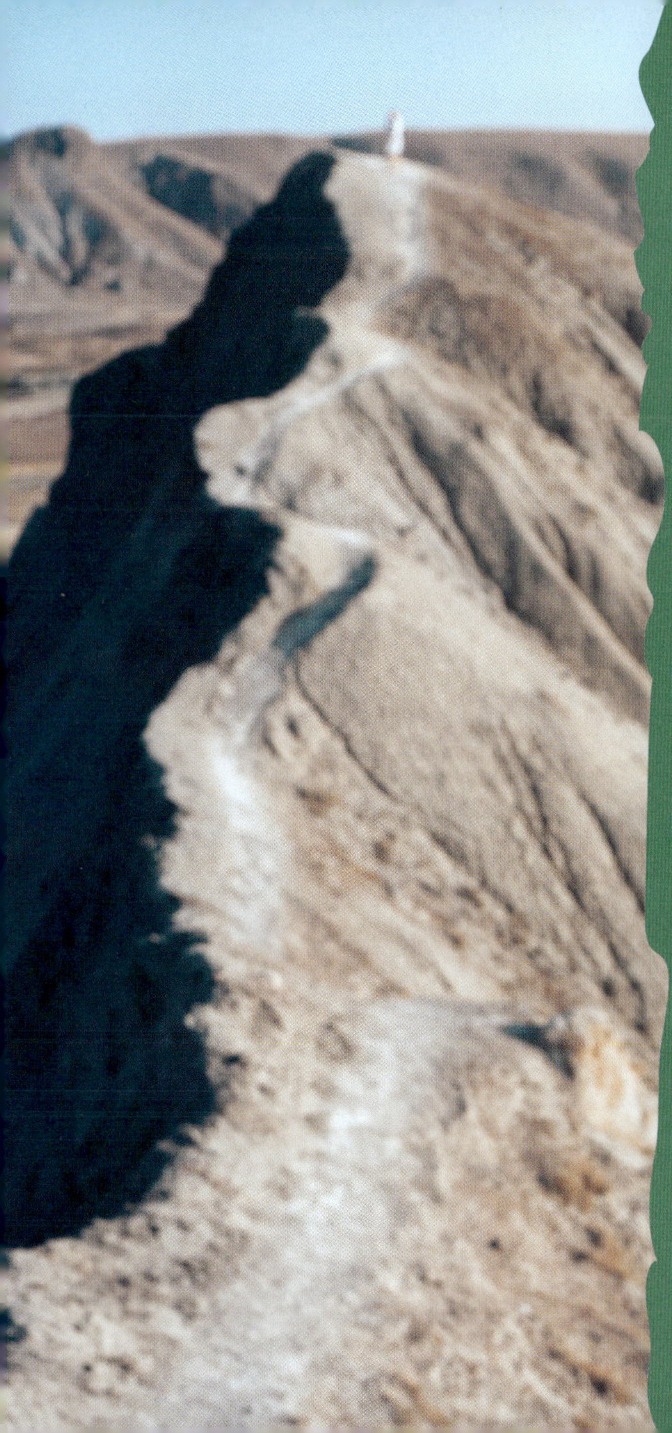

Para conseguir cabellos castaños

El catecú

El catecú (*Acacia catechu*), o cate de la India, es un árbol espinoso de origen asiático (India, costa de Malabar, Sri Lanka, etc.) que puede alcanzar los doce metros de altura. Una vez recogida, de su madera se obtiene un extracto acuoso que, al ser filtrado y secado, permite obtener un polvo que puede usarse para la coloración capilar. Cuanto más es oscura la madera tanto más el tinte obtenido será intenso. En la antigüedad, se usaba solamente el corazón del árbol. Las virutas se ponían a hervir en recipientes de terracota, entonces, el compuesto se apretaba y se ponía a secar antes de ser comercializado.

Se usa solo o en combinación con la henna para obtener un tinte que va del moreno al beis.

En función de los aditivos usados (yogur, miel, limón, etc.) se pueden obtener tintes más cercanos al naranja (limón) o al rojo obscuro, casi marrón (bicarbonato), pasando por el rojo vivo (sal).

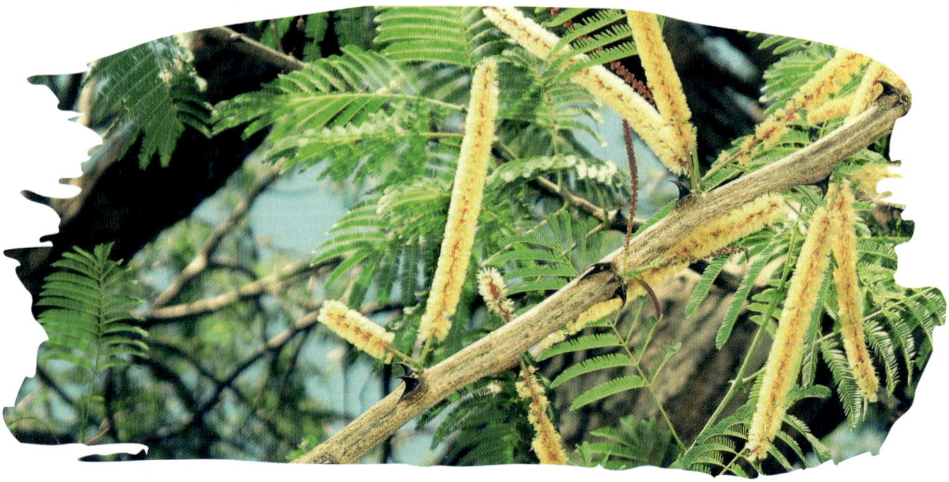

El índigo

El índigo (*Indigofera tinctoria*) se usa sobre todo en cabellos pelirrojos o morenos. De esta planta perenne solo las hojas se recogen, lavan y muelen. Se obtiene un excelente colorante para cabellos morenos, en combinación con el katam. Además cubre las canas, donándoles característicos reflejos azulados.

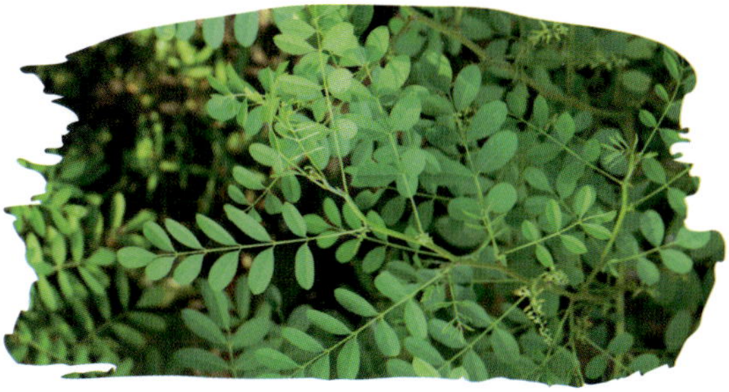

En combinación con otros polvos colorantes, permite obtener una gama de colores que va del moreno oscuro al caoba y al negro con reflejos corvinos si se usa en combinación con el katam. El índigo aporta gran suavidad y brillo al cabello.

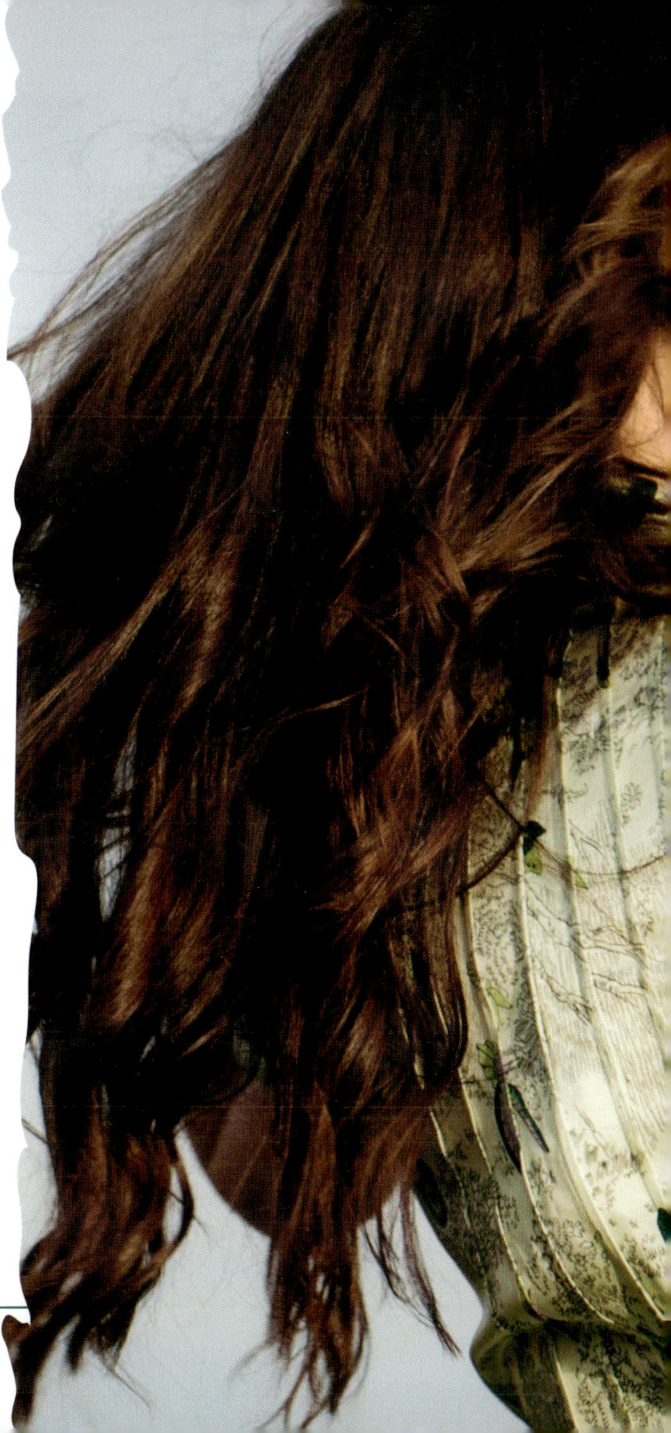

El katam

El katam, original del Yemen, es un polvo vegetal obtenido de las hojas del boj del Yemen (*Buxus dioica*) que no debe confundirse con el boj común (*Boxus sempervirens*). Una vez recolectadas, las hojas se ponen en remojo y luego se muelen. El polvo tiene aroma de hierba y es muy usado como colorante capilar junto con otros polvos, sobre todo con la henna para atenuar el color rojo. Ayuda a fijar el tinte en la fibra capilar y acentúa el color, protegiéndolo al mismo tiempo de los daños del tiempo.

Usado como coloración, el polvo de katam se aconseja en los cabellos morenos, rojos, castaño claro y oscuro. Oscurece el color aportando reflejos chocolate. El katam, siempre mezclado con otros ingredientes, dona brillo, suavidad y elasticidad a los cabellos estropeados.

Los tintes a base de katam permiten también cubrir canas y cabellos entrecanos.

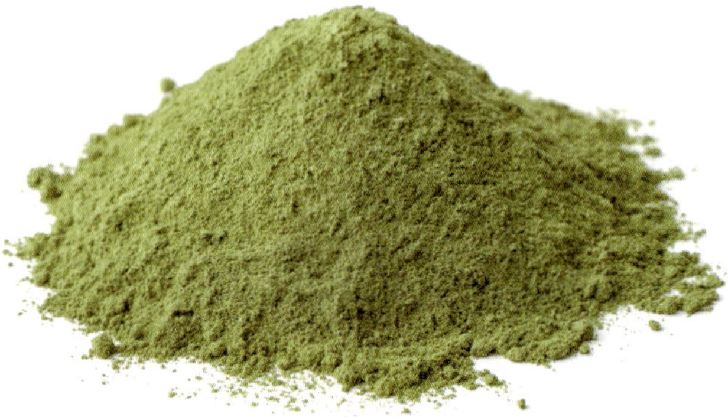

Ante todo decide cuáles polvos usar y en cuáles porcentajes: 50% ruezno de nueces, 30% katam e 20% henna, o bien 50% katam y 50% henna. Escoge la composición en función del tinte deseado.

Para el pelo corto, utiliza de 100 a 150 g de polvo; para el pelo largo, serán necesarios de 250 a 300 g.

Preparación

Prepara cada polvo en un recipiente diferente con abundante agua muy caliente para obtener una pasta suave, no demasiado líquida, luego mezcla la masa. Deja enfriar un rato antes de aplicarlo en el cabello. Envuelve los cabellos con una toalla caliente al menos durante una hora. El tiempo de aplicación cambiará en función del color deseado y podrá modificarse con la experiencia.

Lava el cabello con un champú delicado.

Índigo o Katam: ¿cuál usar en las mezclas de hierbas tintóreas?

bit.ly/tintesnaturales02

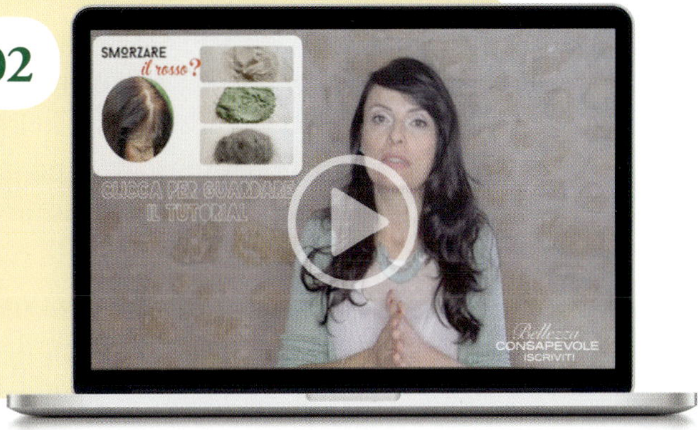

El quillay

La *Quillaja saponaria*, también conocida como corteza de Panamá, es un árbol originario de América del Sur que crece sobre todo en Chile y en Perú, cuya madera y corteza han sido usadas siempre por las poblaciones indígenas.

Esta madera contiene saponinas, jabón natural con un extraordinario poder limpiador y desengrasante.

En cosmetología, el quillay se usa como champú dulce indicado con numerosas propiedades:

- estimula el crecimiento de los cabellos;
- purifica el cuero cabelludo;
- combate la caspa;
- regula la secreción de sebo.

Como colorante, refuerza la intensidad de los cabellos morenos y oscuros, otorgándole más luminosidad.

Preparación

Para hacer en casa tu champú colorante, existen dos métodos fáciles:

- pon a macerar 100 g de quillay en un litro de agua y deja descansar un día lejos de la luz. Cuela y conserva en un frasco limpio. Para una buena conservación, puedes agregar al compuesto obtenido unas gotas de aceite esencial de lavanda. Agita bien para emulsionar el aceite esencial.
- lleva a ebullición un litro de agua, retira la cacerola del fuego y agrega de 100 g a 120 g de quillay. Pon en infusión unos 15 minutos, luego filtra. Deja enfriar y coloca en un frasco agregando unas gotas de aceite esencial de lavanda para una mejor conservación, como explicado en la receta anterior.

Lava los cabellos con este champú y enjuágalos con agua y vinagre.

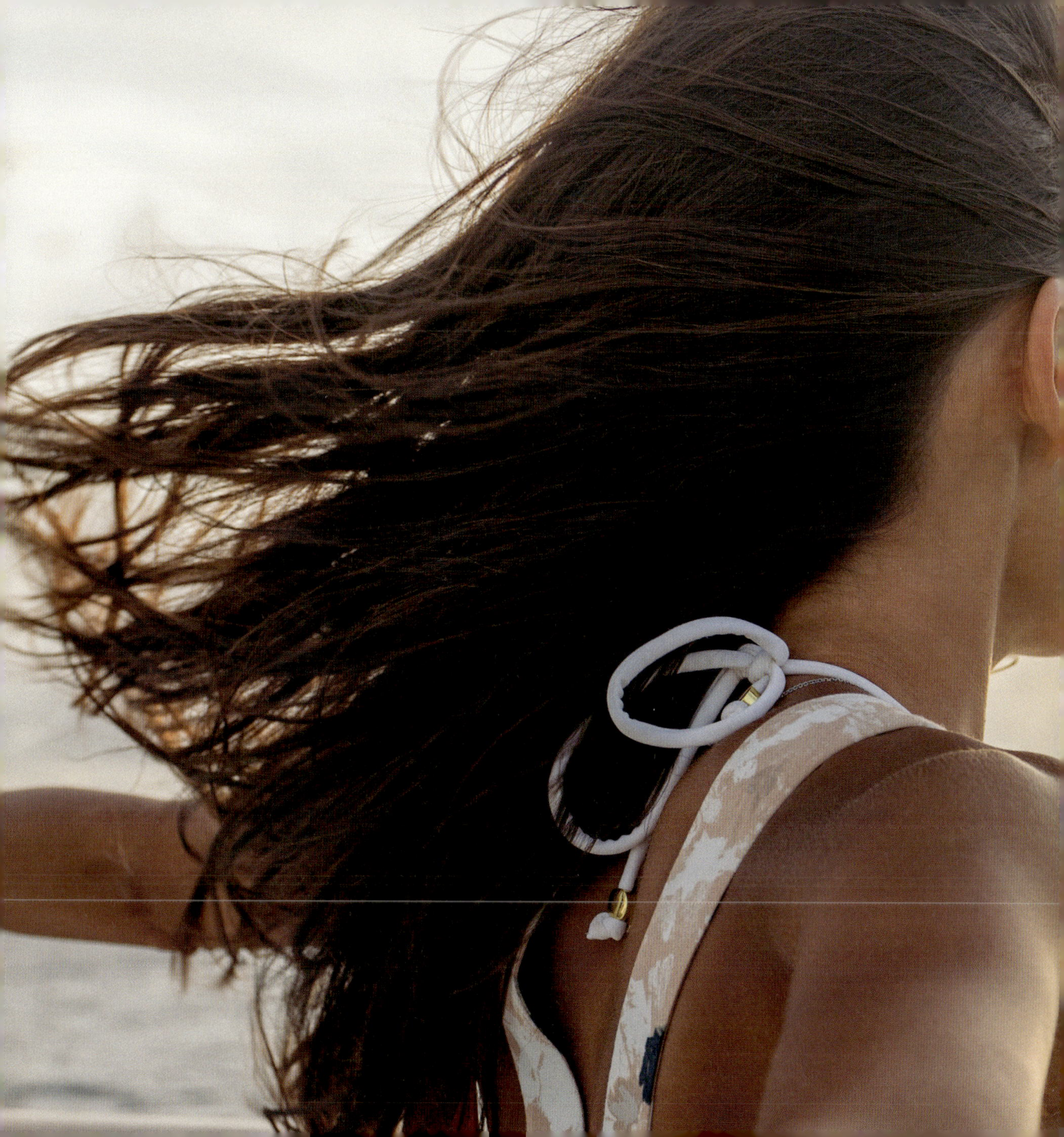

El ruezno y las hojas de nuez

El ruezno es la cáscara verde de la nuez. Se recoge, seca y muele para preparar un polvo que se usa en cosmetología como colorante capilar.

El ruezno dona reflejos morenos a los cabellos y oscurece ligeramente el color de base. Es ideal para los cabellos claros hasta el castaño oscuro.

El ruezno puede usarse solo, pero algunos aconsejan asociarlo a la henna o al katam para fijar el color obtenido.

En función de la cantidad de henna añadida (henna natural, de Egipto o Yemen, o henna colorante como la henna negra), los cabellos adquirirán reflejos caoba o tenderán al naranja, especialmente si las canas exceden un 30% del total.

Es inútil seleccionar una henna neutra o de otro color, solo la henna natural (*Lawsonia*) actúa realmente como fijador.

Al mezclarlo con la henna, el katam, o bien otros polvos vegetales naturales, el ruezno:

- protege el cuero cabelludo de las irritaciones;
- combate la caspa;
- dona brillo, suavidad y elasticidad al cabello;
- tonifica y suaviza los cabellos apagados.

La henna otorga a los cabellos reflejos caoba, cobrizos o dorados, mientras el katam tenderá a oscurecerlos y a brindarles un reflejo chocolate.

En función del porcentaje de henna en relación con el ruezno, puedes realizar varias mascarillas colorantes. Deberás realizar algunas pruebas antes de encontrar el tinte deseado.

Sigue estas instrucciones:

En caso de pelo corto, utiliza 100 g de polvo de ruezno puro o mezclado con henna, mientras que para el pelo largo, de 250 g a 300 g.

Existen dos modos para preparar tu mascarilla.

Mezcla 100 g de polvo a 35 o 40 cl de agua. Deja descansar un día entero, luego aplica en el cabello y déjalo actuar durante el tiempo deseado (al menos una hora), a continuación lava el cabello con un champú suave y enjuaga con agua y vinagre.

Por otro lado, también puedes mezclar la pasta con agua muy caliente, pero no hervida. Deja descansar 10 minutos. Espera que la temperatura sea soportable antes de aplicar la mascarilla, luego sigue las instrucciones expuestas en el párrafo anterior.

Preparación

La granada

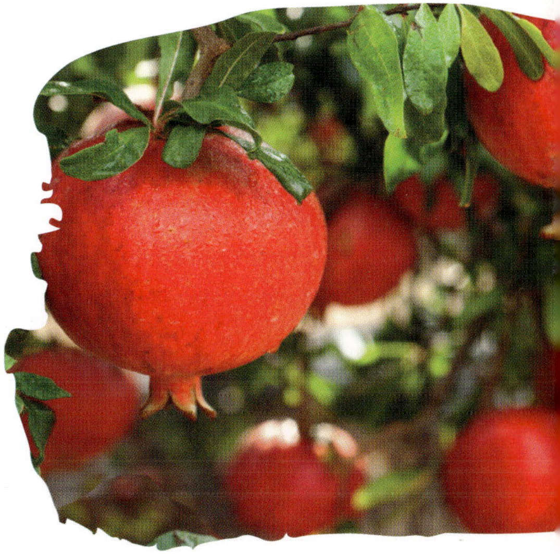

Se usa solo la cáscara de la granada. Una vez recogida, se muele y se agrega a la henna. En función de la henna elegida, puedes obtener un color marrón muy oscuro que tiende al negro.

Por otro lado, también puedes preparar tu henna usando una infusión de polvo de granada.

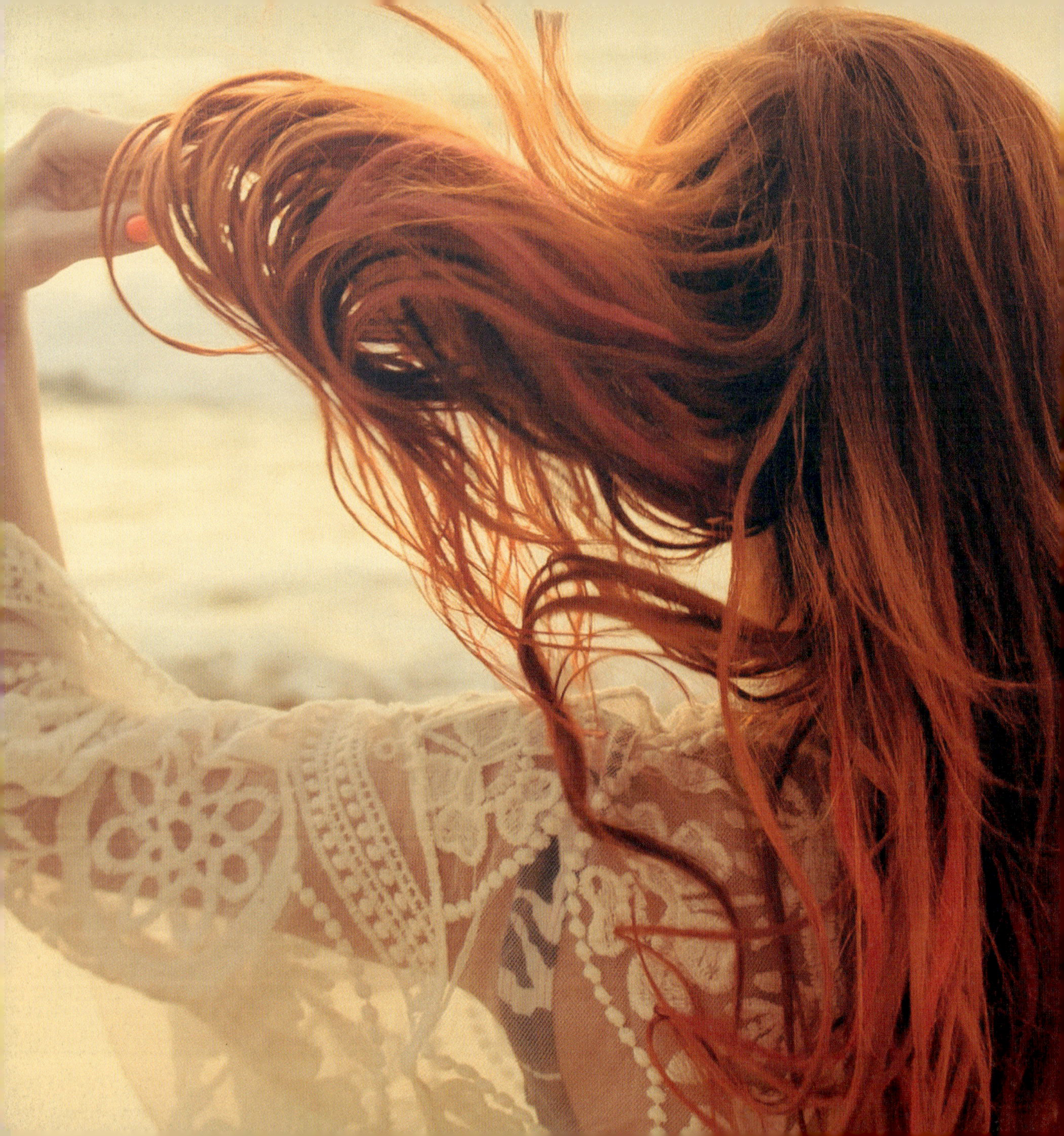

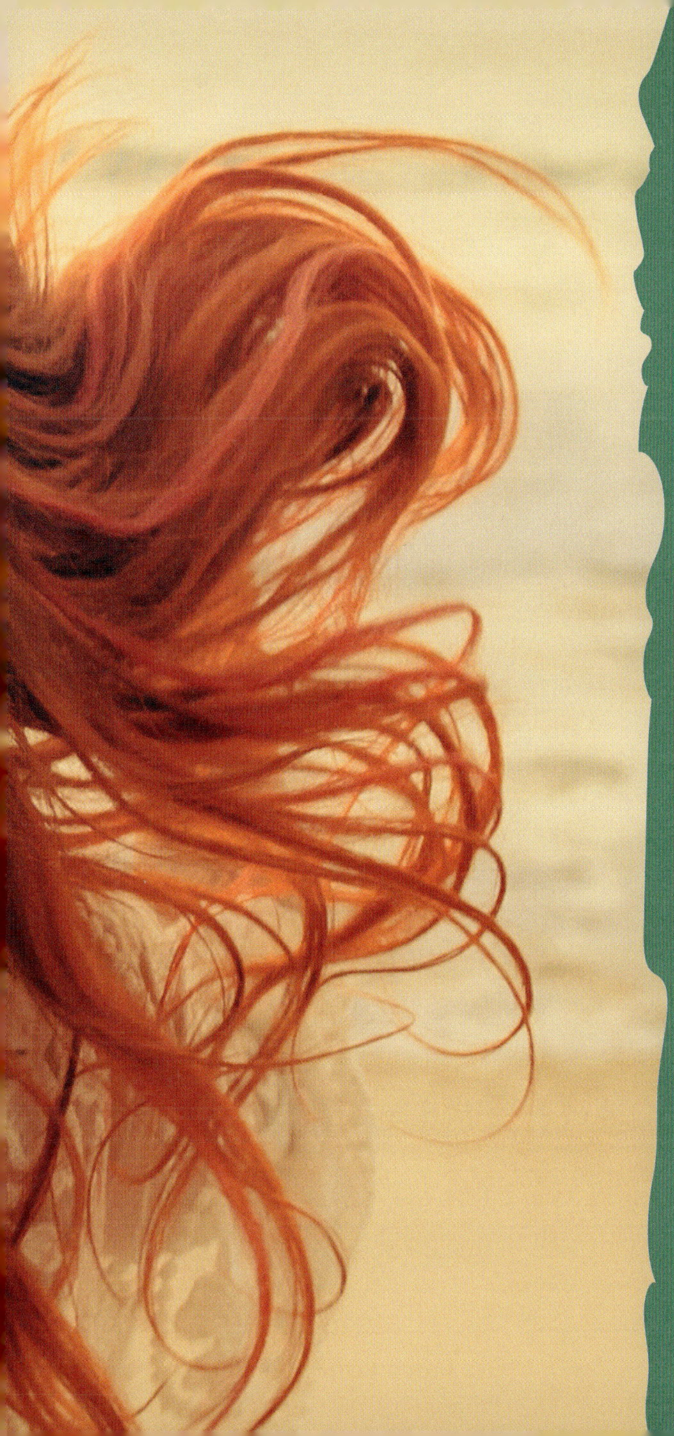

Para conseguir cabellos rojizos

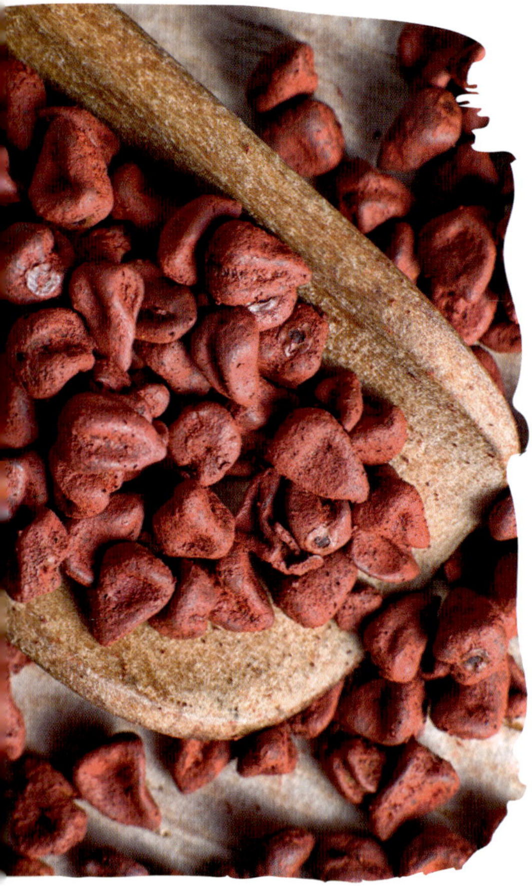

La bija o achiote

Este arbusto, de 2 a 4 metros de altura, crece en América Latina y en el Sudeste Asiático. Llamado también onoto o achiote, la bija (*Bixa orellana*) genera pequeños frutos rojos no comestibles. Una vez secos estos frutos producen un tegumento recubierto de una sustancia cerosa que rodea el carozo, con propiedades colorantes y una alta concentración de betacaroteno, precursor de la vitamina A, cien veces más elevada de la presente en las zanahorias.

El polvo de bija tiene muchas aplicaciones. Se usa como colorante capilar o en complejos oleosos para el cuerpo como protector solar. De este fruto deriva el nombre "piel roja" atribuido a los indígenas de América, que un tiempo se aplicaban en el cuerpo este polvo para protegerse del sol y de los mosquitos.

El polvo de bija se usa en los cabellos para obtener un color rojo muy bonito o en combinación con otros polvos como la henna para obtener un color rojo vivo y luminoso, o el katam, la cassia, etc.

Preparación: *Consultar* el modo de preparación descrito para el palo de Campeche.

El palo de Campeche

El palo de Campeche o palo de tinte, cuyo nombre científico es *Haematoxylon campechianum*, es un árbol de hojas verde pálido que puede alcanzar los quince metros de altura y que crece principalmente en América Central y las Antillas. Su madera dura y oscura contiene una linfa de color rojo oscuro, un colorante muy apreciado por los Aztecas (II-XVI siglo) que lo llamaban *quamochitl*.

Su nombre deriva de un puerto homónimo del Golfo de México, desde donde en el siglo XVII, este colorante era embarcado para Europa. En aquella época se utilizaba no solo para teñir los tejidos, sino como coloración capilar; en 1950 se exportaban 70.000 toneladas. Actualmente el palo de Campeche se usa exclusivamente en cosmetología para la fabricación de tintas capilares.

En función de su uso, solo o en combinación con otros polvos colorantes vegetales, la gama de tintes obtenidos podrá satisfacer los gustos más variados. Del violeta al marrón oscuro que tiende al negro, cada persona podrá encontrar el tinte preferido sin perjudicar el cabello.

La asociación del palo de Campeche y alumbre o katam, cassia, ocre, índigo, etc. requerirá algunas pruebas hasta obtener el tinte deseado. En cambio, si deseas usar el palo de Campeche puro, obtendrás un rojo más oscuro que tiende al granada (jugando con las cantidades, si lo mezclas con el alumbre). ¿Por qué no atreverse con un azul oscuro o un fucsia púrpura?

Preparación

Raramente se usa solo, casi siempre en combinación con otros polvos.

Sin embargo, la cantidad de polvo que se usa es casi siempre la misma, mientras el tiempo de aplicación varía en función del resultado deseado.

Usa de 50 g a 100 g para el pelo corto, de 250 g a 300 g para el pelo largo.

Si preparas una mascarilla de polvo de palo de Campeche pura, usa agua caliente y bicarbonato para fijar mejor el color.

Si usas el palo de Campeche con otro polvo, prepara primero una infusión de polvo de Campeche y bicarbonato, luego agrega henna, katam o cualquier otro polvo para preparar la mascarilla final. Para conseguir el color deseado será necesario realizar varias pruebas.

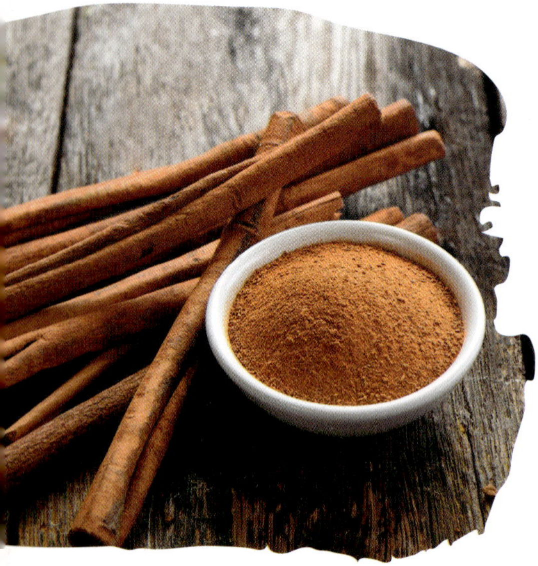

La canela

La canela se usa para aclarar los cabellos oscuros. Sin embargo, no es posible obtener cabellos rubios, pues la canela solo puede rebajar de un tono el color o dar a tus cabellos reflejos cobrizos. Además, la canela combate la caspa y la caída del cabello.

Como para los otros polvos, prepara una pasta que aplicarás en los cabellos húmedos. Envuelve el pelo con una toalla y deja descansar toda la noche. Lávalo a la mañana siguiente con un champú suave.

Agrega a la canela algunos ingredientes complementarios (una o dos cucharadas), como miel, fresas o aceite hidratante.

La quina roja

Existen tres tipos de quina, pero la roja, es decir, la *Cinchona succirubra*, es la única que tiene un uso tintóreo. Las propiedades generales son comunes a todas las especies: combaten la caída del cabello, estimulando al mismo tiempo el crecimiento, fortifican el cabello y protegen el cuero cabelludo de irritaciones, tonificándolo. La quina es muy indicada para los cabellos frágiles.

Se llama también "corteza peruana" o "polvo de los Jesuitas", puede usarse sola o en combinación con otras plantas no solo colorantes. En general, se usan dos cucharadas junto con la henna neutra. La quina roja da a los cabellos un hermoso color rojo marrón con matices que varían en función de la cantidad de quina usada y del tiempo de aplicación.

El alcornoque mediterráneo

El alcornoque o *Quercus suber* es concretamente la corteza picada, rica en taninos que protegen los cabellos, gracias a la capacidad de formar una vaina protectora.

Como colorante, el polvo de corteza de roble, asociada a la henna, tiende a oscurecerlo para obtener un color rojo ladrillo más o menos intenso.

La henna

Consultar "La henna: roja, neutra, verdadera y falsa", en la pág. 176.

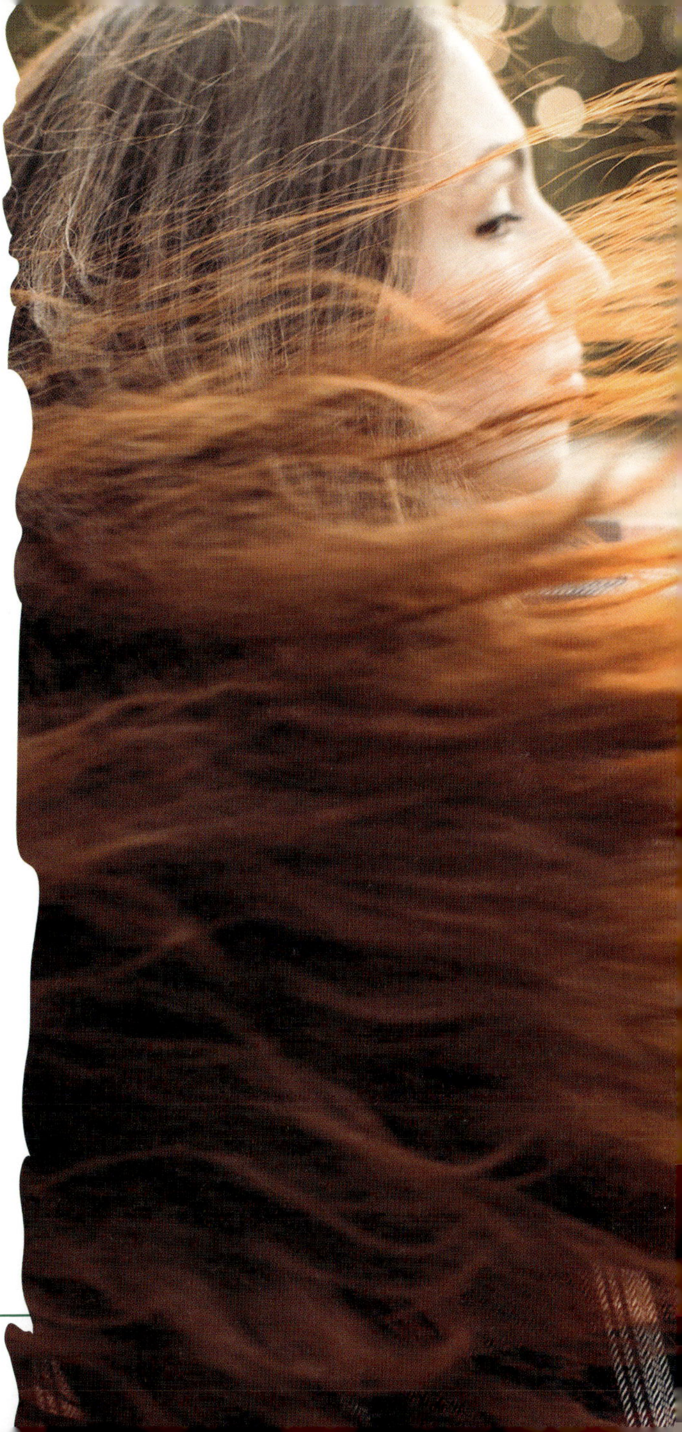

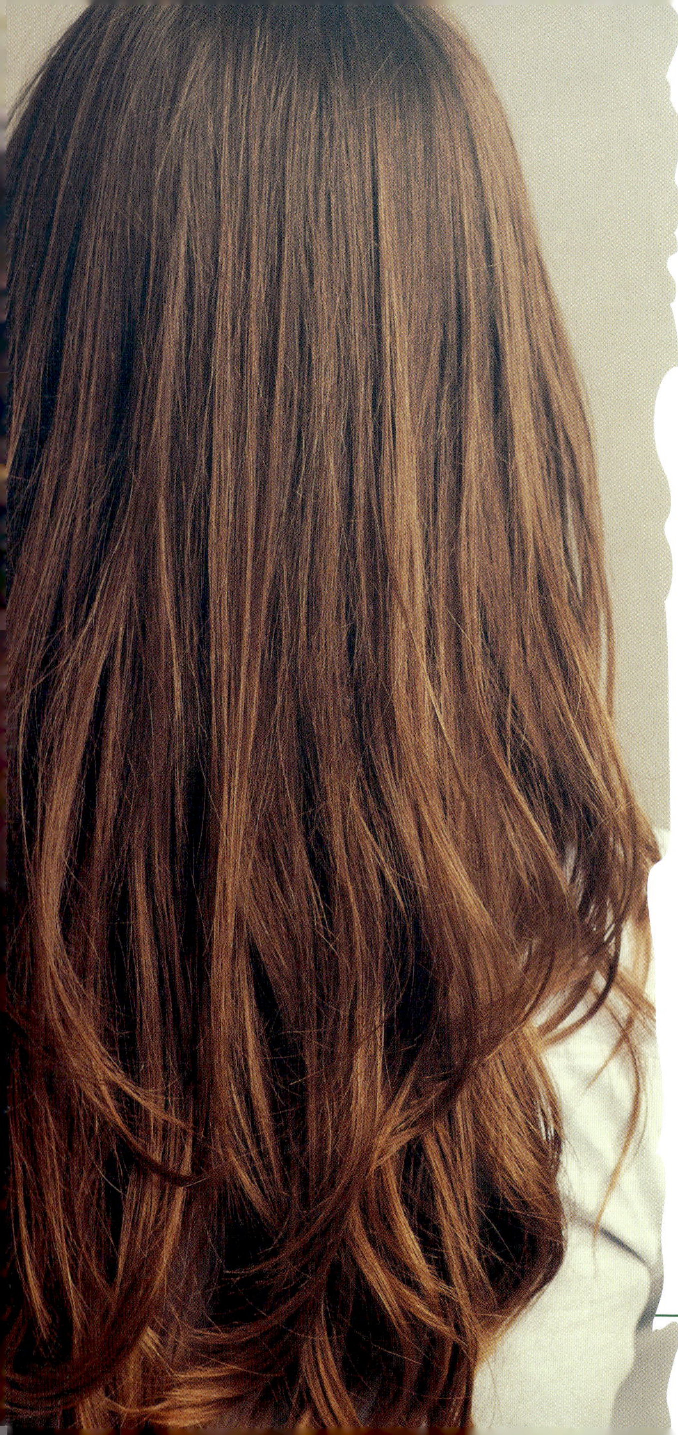

La rubia

Conocida también como granza (*Rubia tinctorum*), pertenece a la familia de las Rubiaceae. De la raíz de esta planta trepadora se extrae una tinta roja un tiempo usada para teñir los pantalones de los soldados franceses hasta la primera guerra mundial. Por ser demasiado visible ante la vista del enemigo, este color fue reemplazado por colores más neutros.

Actualmente recogida a mano, la raíz de la rubia se seca y muele. Se utiliza para preparar mascarillas capilares, sola o en combinación con otros polvos colorantes, para obtener un color rojo caoba muy bonito gracias al elevado contenido de alizarina.

Cuidado con tu color natural, pues si tienes cabellos rubios, corres el riesgo de conseguir una hermosa melena pelirroja. Mientras que si tienes el cabello castaño, podrás adquirir magníficos reflejos caoba. Si tienes canas, evita la rubia pura: utiliza una mezcla a base de henna negra (véase la sección "e" de este capítulo).

El sándalo

El sándalo (*Santalum album*) es un árbol cultivado en India que puede alcanzar unos diez metros de altura. Las plantas viejas se cortan para destilar el precioso aceite esencial de la madera y de las raíces. Cuanto más maduro es el árbol, más caro es el aceite esencial porque es de mejor calidad.

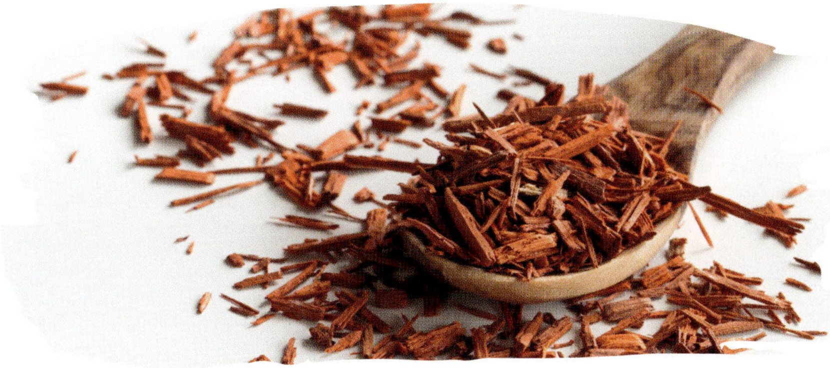

La madera de sándalo rojo, rica en taninos, permite conseguir polvos colorantes que van del rojo oscuro al rosa en función de los polvos añadidos.

Si lo usas solo, el polvo de sándalo confiere un color que va del magenta al granada en función del tipo de cabello. Para conseguir un hermoso color magenta, agrega a la coloración una pizca de alumbre.

Si deseas obtener un color rosa, combínalo con el ocre rosa y agrega un poco de alumbre. En todo caso, el tinte obtenido cambiará en función del ambiente en que se prepare: en un ambiente ácido, tenderá al rojo, mientras que en un ambiente básico los matices tenderán al violeta más o menos oscuro.

Te aconsejamos preparar la mascarilla uniendo a la henna neutra una infusión de sándalo.

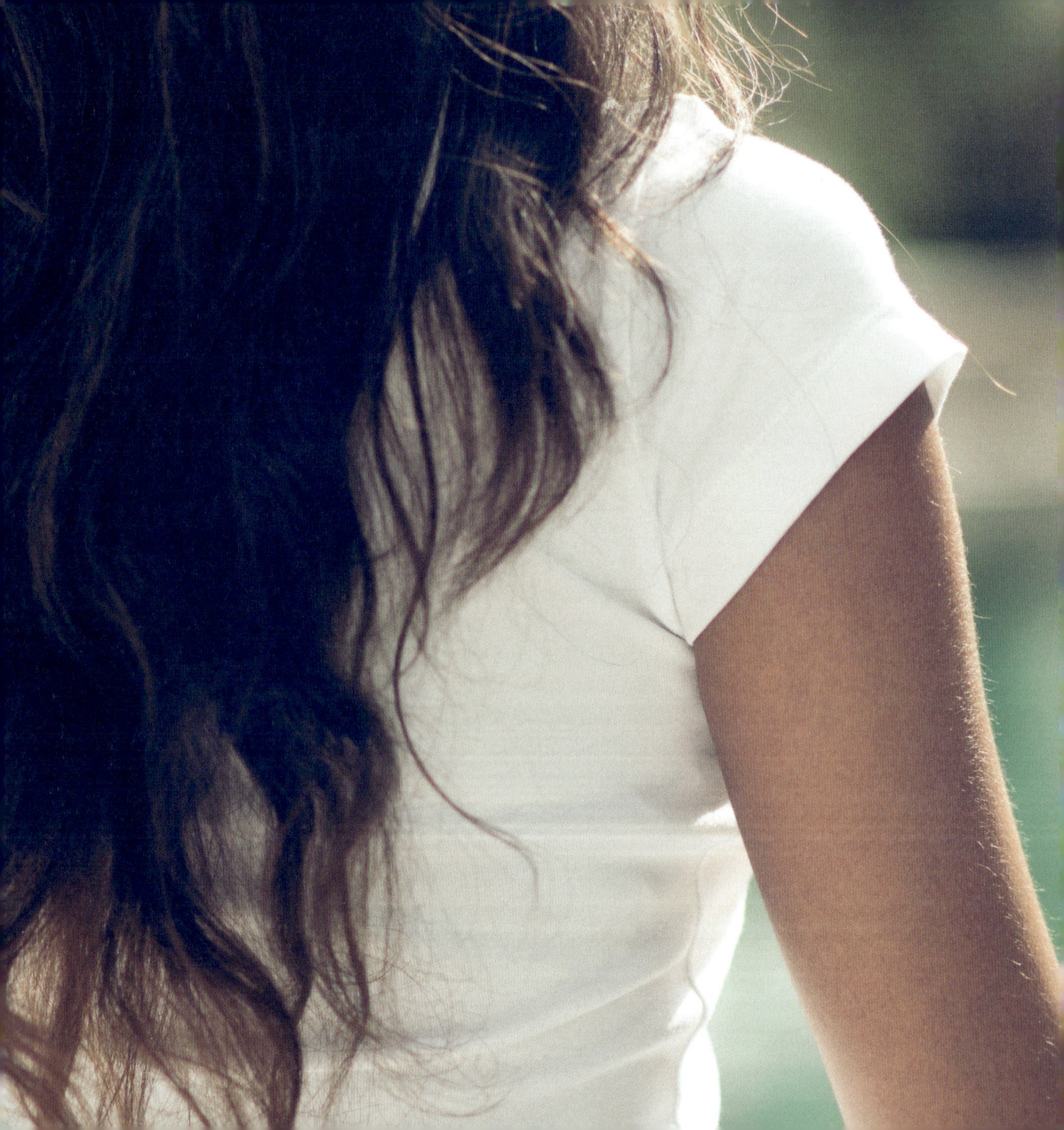

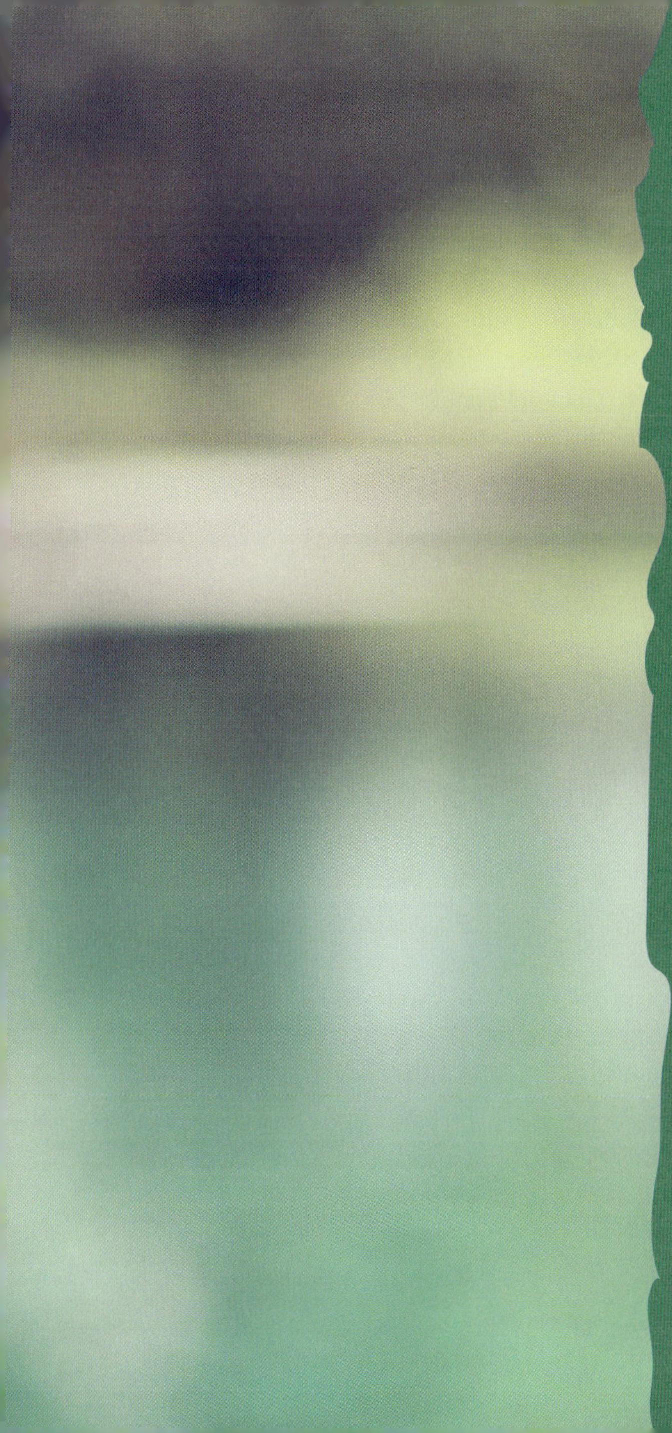

Para obscurecer el cabello

El café

Se trata de un ingrediente sencillo que podrás usar tanto en granos como instantáneo.

El café oscurece los cabellos, donándoles reflejos y brillo. Puedes usarlo en combinación con té negro, corteza de roble, henna neutra o natural, azafrán, etc. Coloca tres o cuatro cucharadas de café (tres cucharadas si usas café instantáneo) junto a otra de polvo. Agrega agua caliente para obtener una pasta no demasiado líquida. Pon el café en infusión unos minutos antes de aplicar la mascarilla en el cabello. Déjala actuar de una a tres horas. Para conseguir reflejos de color chocolate, puedes agregar al café dos o tres cucharadas de chocolate en polvo sin azúcar.

La hiedra

Es una planta trepadora pero no es para nada peligrosa para los árboles, a los cuales envuelve suavemente.

Aunque es ampliamente usada por sus propiedades medicinales, sobre todo contra la celulitis, ahora nos centraremos solo en las propiedades lavantes y colorantes de la hiedra (*Hedera helix*).

Para ambas aplicaciones, debemos realizar una infusión de 200 g de hojas frescas que se hervirán unos 10 minutos en un litro de agua.

Después de filtrar el líquido verdoso obtenido, podemos envasarlo y guardarlo en la nevera.

Puedes usarlo como champú: un litro de infusión corresponde a tres lavados.

En cualquier caso, la infusión de hiedra aviva los tintes oscuros.

La tintura de quina

No se comercializa como colorante capilar. Sin embargo, hay personas que la usan para oscurecer los cabellos aplicándolo con un pincel, pero presta atención, pues la quina mancha, así que toma las precauciones necesarias para proteger la piel. Deja descansar 30 minutos y enjuaga. Declinamos toda responsabilidad en relación con los resultados obtenidos.

El puerro

Tanto el puerro cultivado (*Allium porrum*) como el silvestre (*Allium polyanthum*), sus propiedades son las mismas. Se usa en infusión para dar brillo a los cabellos negros o conseguir maravillosos reflejos en los cabellos castaños o morenos.

Para preparar esta coloración, lleva a ebullición un litro de agua. Agrega tres puerros cortados en rodajas y deja hervir unos tres o cuatro minutos. Filtra y deja que se entibie. Después de haber lavado el cabello, utiliza el agua de puerro como agua de enjuague final.

La salvia

Otra hierba presente en nuestra huerta que usamos normalmente en la cocina. Coloca un abundante puñado de hojas y deja en infusión en 50 cl de agua hervida durante unos 30-45 minutos. Obtendrás un agua de enjuague que tenderá a oscurecer los cabellos, siempre y cuando no vuelvas a aclarar con agua el pelo.

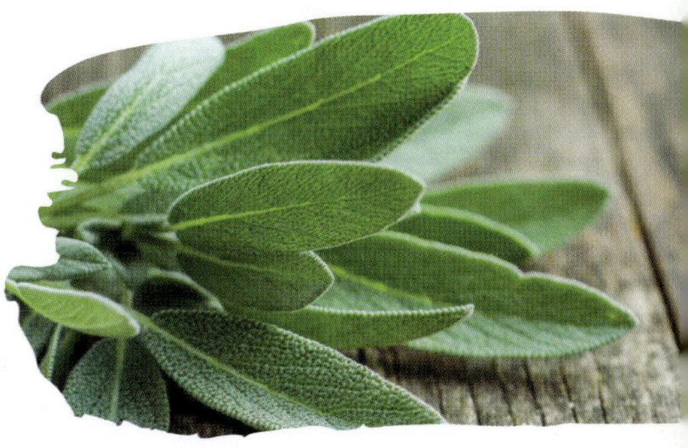

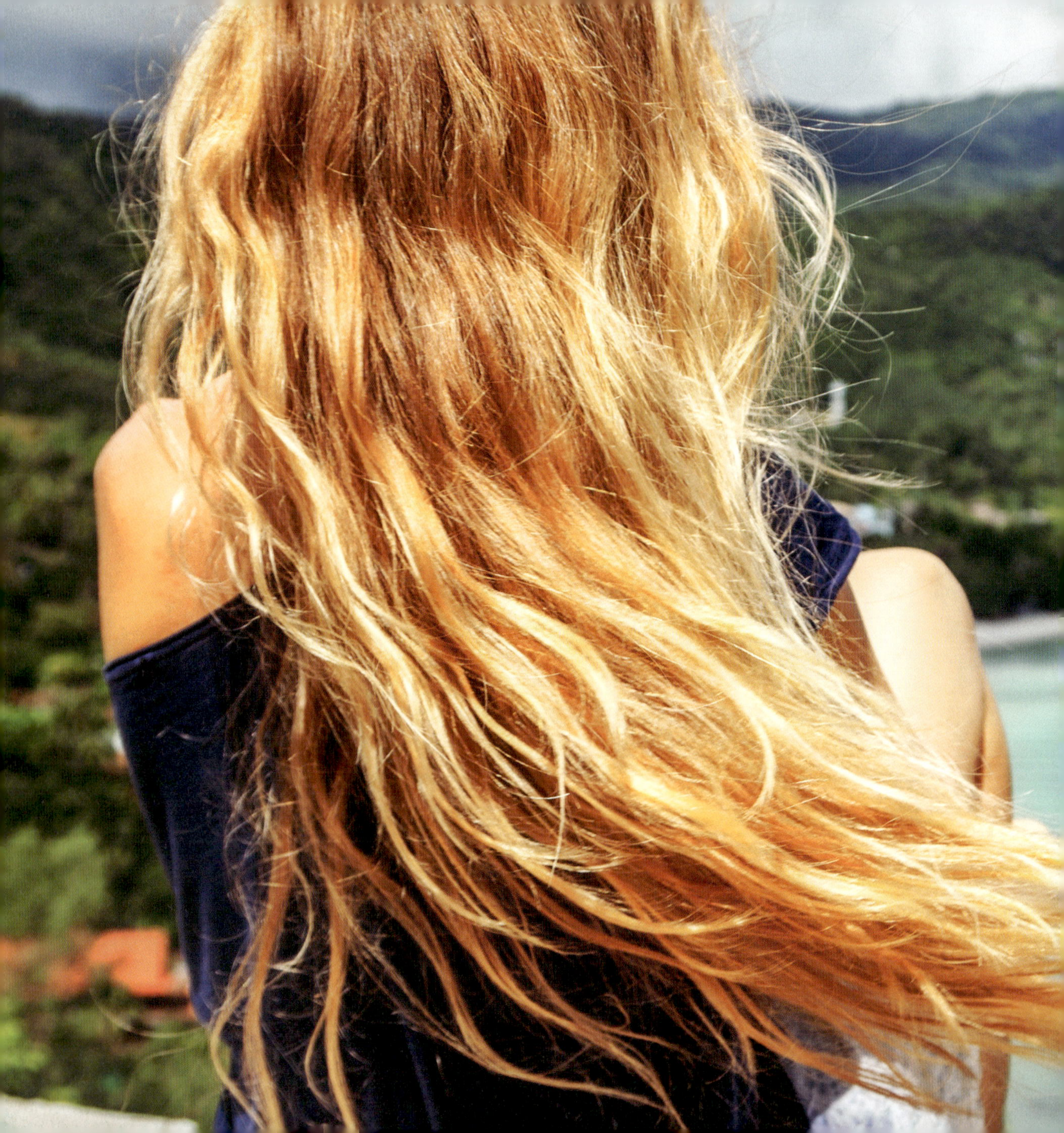

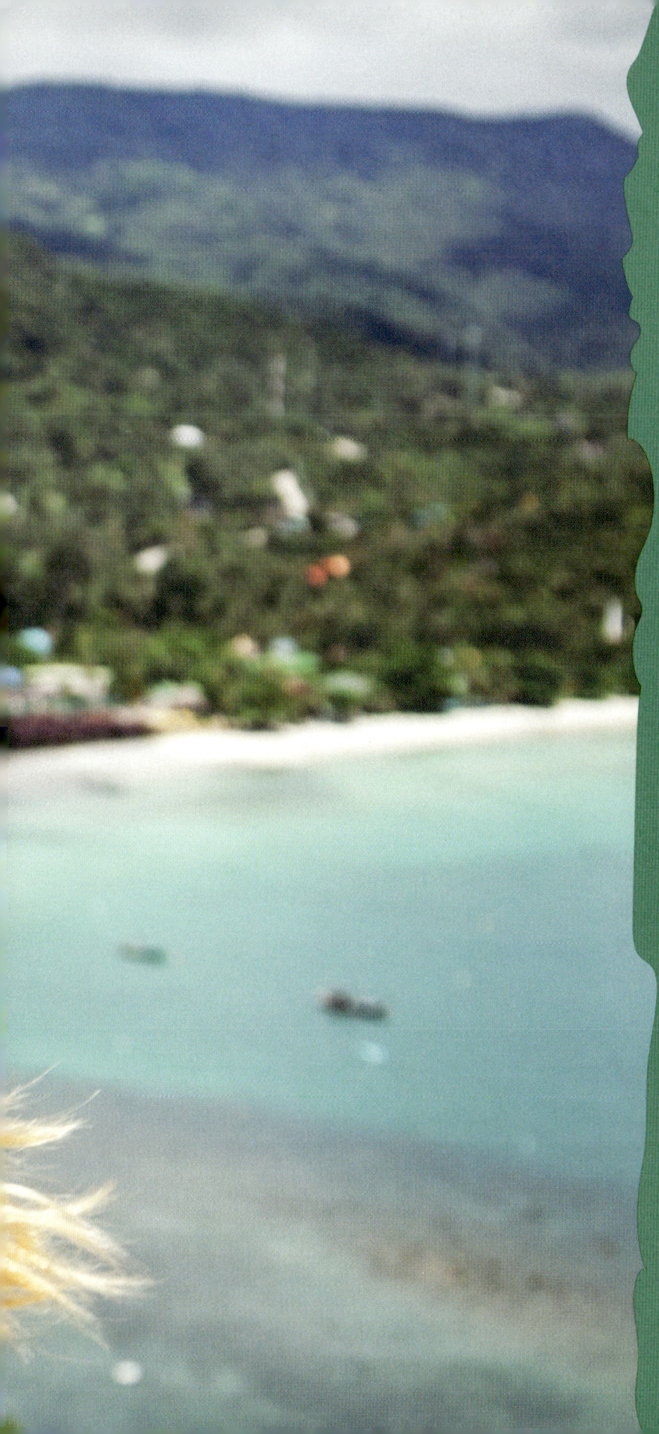

Para conseguir cabellos rubios o aclarar el cabello

La manzanilla

Famosa por sus virtudes terapéuticas, la manzanilla romana o manzanilla noble es la más usada, si bien sus propiedades son similares a las de la manzanilla de Castilla o manzanilla alemana.

En el cuidado capilar, en forma de infusión usada para el enjuague, tiende a dar luminosidad a los cabellos. La infusión de manzanilla aclarará el color de tus cabellos si la usas a menudo. En los cabellos rubios acentuará su color natural. En este caso puedes mezclarla con zumo de limón y dejar secar los cabellos al sol para que adquieran bonitos reflejos veraniegos. En todo caso, los cabellos adquirirán reflejos rubios o dorados en función del color inicial a medida que pasen las semanas.

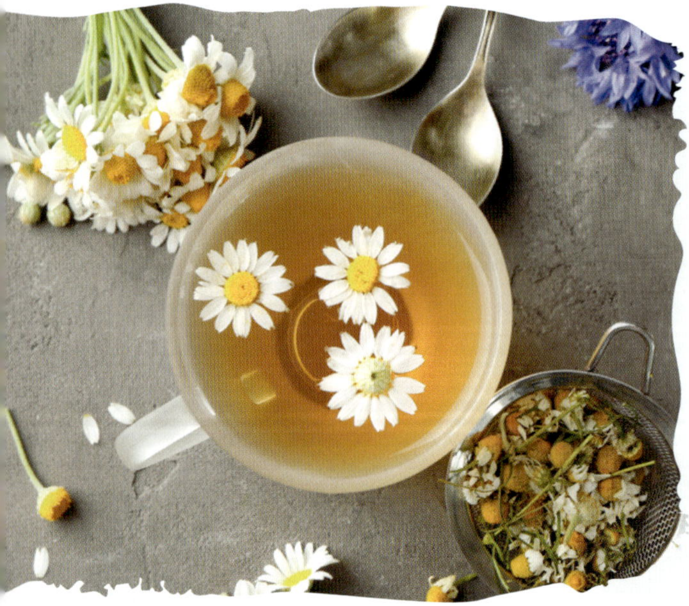

Para preparar una infusión de manzanilla:

- coloca de 20 a 30 flores de manzanilla en 1 litro de agua;
- lleva a ebullición unos 30 segundos;
- apaga y deja en infusión 1 hora;
- filtra y agrega el zumo de 1 limón;
- deja enfriar y enjuaga los cabellos con la infusión;
- seca los cabellos sin volver a enjuagar.

Gracias a sus propiedades calmantes y antiinflamatorias, la manzanilla se indica especialmente en caso de cuero cabelludo irritado o con picazón.

La cúrcuma

Planta alimentaria de propiedades medicinales, la cúrcuma (*Curcuma longa*) es valorada también en cosmetología, sobre todo como colorante capilar.

Esta planta, cuyo rizoma una vez molido proporciona un polvo amarillo, se cultiva principalmente en India, China e Indonesia.

Usada en combinación con la henna neutra, da reflejos claros a los cabellos rubios y castaños.

Se aconseja no mezclar el polvo de henna al de cúrcuma, sino preparar una infusión de cúrcuma que se agregará luego a la henna para obtener una mascarilla colorante. Además, se aconseja usar guantes ya que podría manchar la piel.

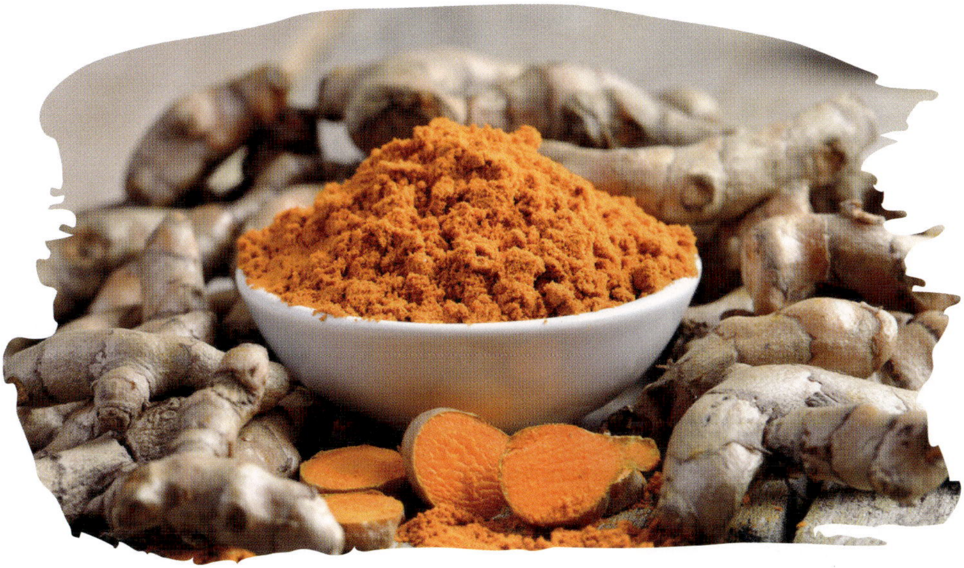

El limón

No hay necesidad de presentar este fruto disponible en todas las mesas, en forma de zumo, mermelada, etc.

El polvo de limón es menos conocido y aconsejado para proteger los cabellos rubios y aumentar su brillo. Se aconseja emplearlo en los cabellos que van del castaño al rubio claro.

El polvo debe mezclarse con un aceite vegetal regenerante de calidad, como el aceite de Abisinia, acai, baobab, brócoli, arándano rojo, jojoba, kukui, oliva, pequi, ricino, etc.

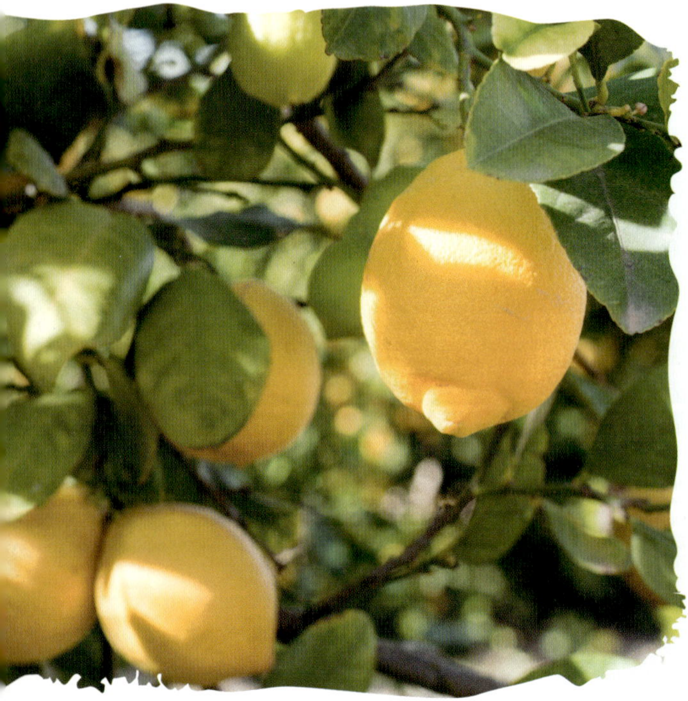

Preparación

Para preparar una buena mascarilla, mezcla 25 g de polvo en cinco cucharadas del aceite deseado, sabiendo que puedes mezclar más de un tipo de aceite. Para potenciar la acción de tu mascarilla, puedes agregar cinco cucharadas de hidrolato de manzanilla, conocido por sus propiedades aclarantes y, si lo deseas, unas diez gotas de aceite esencial de limón y de ylang-ylang. Estas sustancias actuarán en el cuero cabelludo purificándolo y favoreciendo así el crecimiento de los cabellos. Aplica la mascarilla por la tarde y déjala toda la noche envolviendo el cabello con una toalla caliente. Lava el cabello con un champú delicado a la mañana siguiente.

El ruibarbo

Solo a partir del siglo XVIII comienza a considerarse una hortaliza y a plantarse en nuestras huertas. En la antigüedad, el ruibarbo (*Rheum officinale*) se usaba exclusivamente por sus propiedades medicinales y cosméticas, en especial como decolorante capilar. Las mujeres de Venecia solían usar esta planta para conservar el rubio (rubio veneciano), se rociaban los cabellos con una mezcla a base de ruibarbo, azafrán y limón antes de exponerse sol. Este compuesto ácido unido a la acción de los rayos del sol causa una decoloración del cabello.

A día de hoy, el ruibarbo se usa en forma de polvo y es un ingrediente de algunas henna rubias. Puedes usarlo solo o en combinación con otros polvos no solo colorantes. Obtendrás reflejos naturales rubios con un característico color dorado. En los cabellos más oscuros, el ruibarbo tiene una acción aclarante.

La raíz de rapóntico

La raíz de rapóntico o ruibarbo inglés (*Rheum rhaponticum*) se usa siempre en combinación con la henna. Gracias al pigmento amarillo que contiene ácido oxálico es indicado especialmente para los cabellos claros, rubios y castaños. El rapóntico aclara el cabello, otorgándole reflejos cobrizos. En combinación con la henna natural (de Egipto o de Rajastán) o una mezcla de henna (rubio pardo), podrás contar con una amplia gama de tintes cálidos.

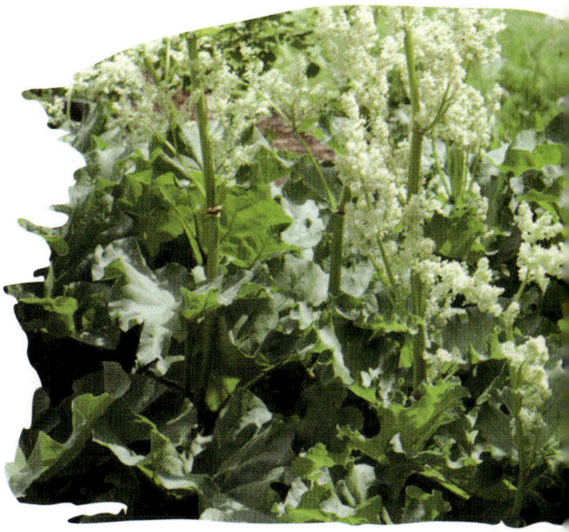

La vara de oro

Planta perenne originaria de América del Norte, Europa y Asia, la vara de oro se conoce desde el Medioevo por sus propiedades curativas. De aquí el nombre Solidago que significa "consolidar" a causa de las propiedades estimulantes, antipiréticas y expectorantes, pero sobre todo se trata de un poderoso antilitiásico, es decir, favorece la disolución de los cálculos. Por lo que concierne al cuidado capilar, la vara de oro tiene propiedades análogas a las del ruibarbo.

Es indicada para los cabellos rubios o castaños claros, ya que refuerza el color y dona reflejos rubios más cálidos. En combinación con la cassia (henna neutra), aclara generalmente el cabello.

En las canas da un color rubio dorado.

La vara de oro puede usarse también en forma de infusión: 100 g por litro de agua, como agua de enjuague final.

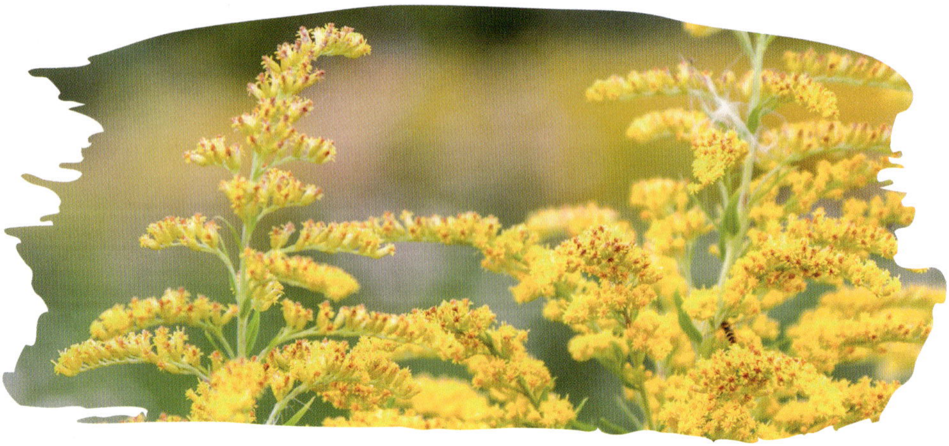

El jengibre

Planta herbácea originaria de la India de la cual se utiliza solo el rizoma, el jengibre (*Zingiber officinale*) se usa principalmente como especia.

El polvo de jengibre estimula el crecimiento de los cabellos. En los cabellos claros, acentúa los reflejos rubios.

No lo apliques directamente sobre los cabellos, sino mezcla el polvo con algunas cucharadas de aceite regenerante (*consultar* el capítulo 4 "Los aceites vegetales") y agrega cualquier otro polvo curativo que desees. Aplica sobre los cabellos, envuélvelos con papel film y deja reposar toda la noche.

Lava el pelo con un champú delicado a la mañana siguiente.

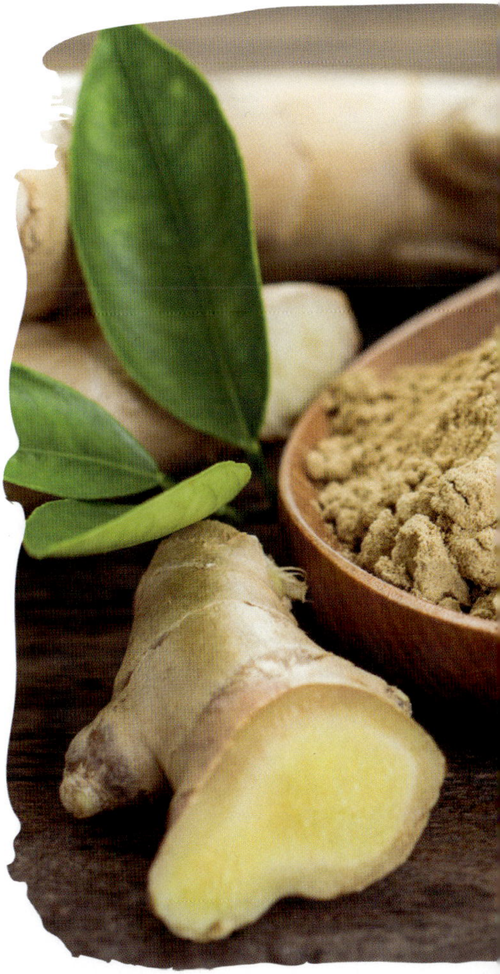

En el mundo existen muchas otras sustancias vegetales o minerales usadas para teñir el cabello, como el incienso o la masilla, pero hemos indicado una serie de productos fáciles y de eficacia comprobada que puedes encontrar. Combinando estos polvos a los indicados en el punto c ("Las principales plantas protectoras del cuero cabelludo y el cabello") podrás obtener no solo una coloración natural, sino cuidar tus cabellos y el cuero cabelludo.

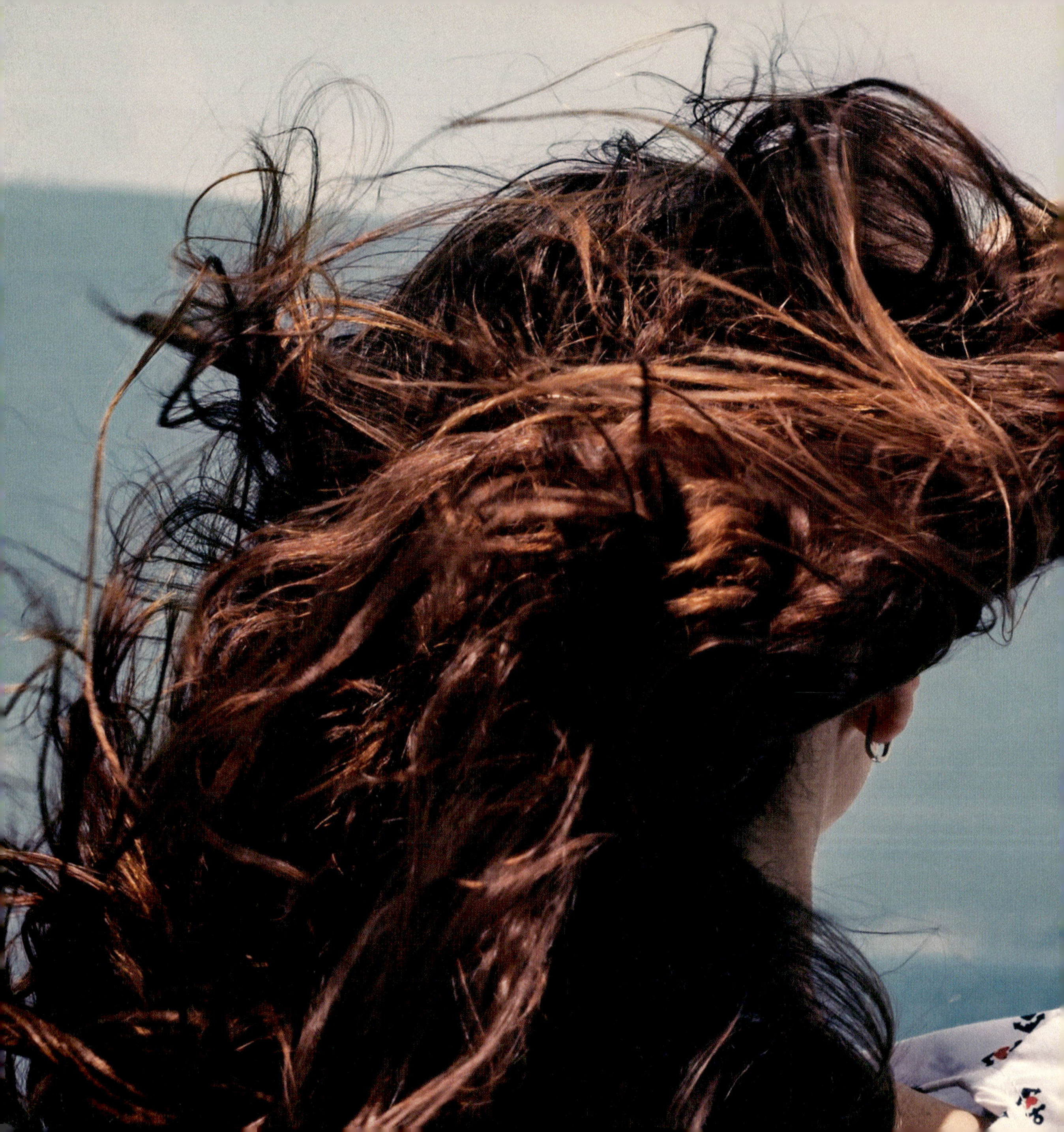

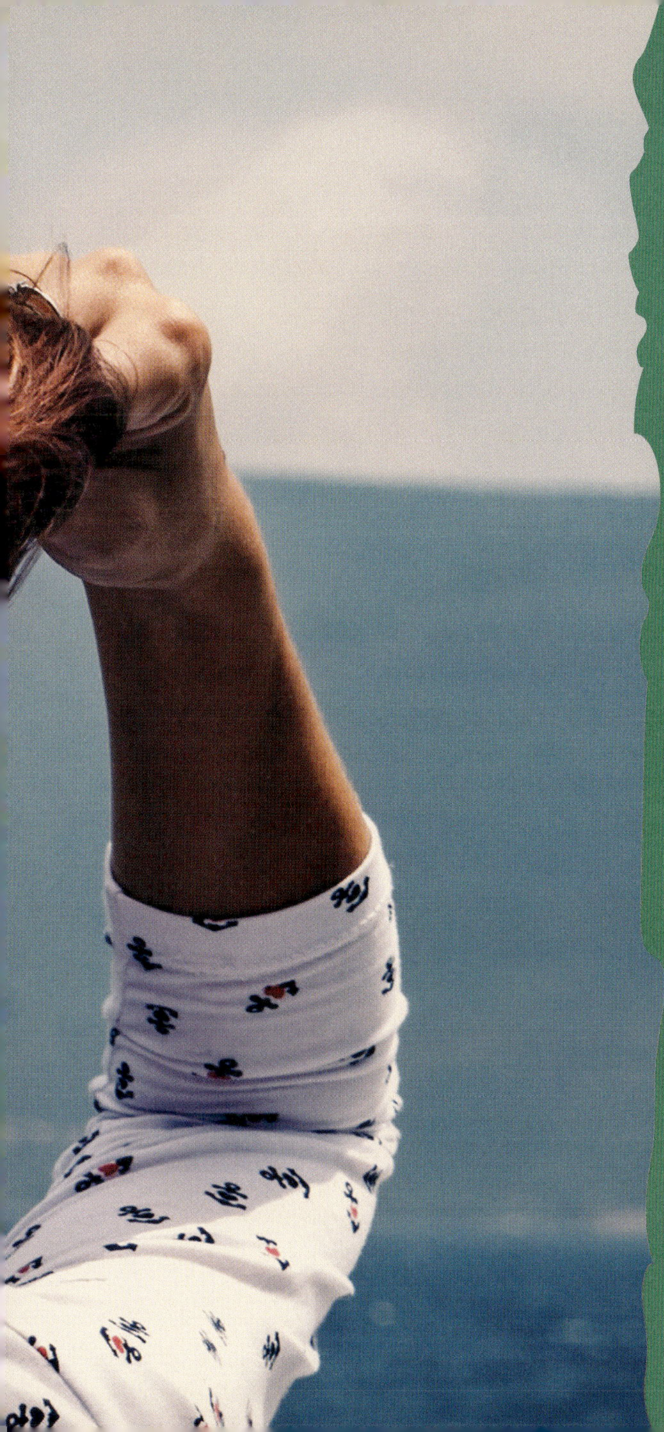

Para conseguir efectos reflejantes

Las cáscaras de cebolla

No tires las cáscaras de cebolla, sobre todo si es roja o amarilla. En infusión, con un poco de té, obtendrás un agua de enjuague ideal para avivar tu color natural, donándole reflejos muy bonitos. Para prepararla, coloca en una cacerola un abundante puñado de cascaras de cebolla y una cucharada de té negro en 50 cl de agua. Lleva a ebullición y pon a hervir el líquido unos 30 minutos. Filtra y deja enfriar la infusión antes de usarla para enjuagar el cabello.

El castaño

La castaña (*Castanea sativa*), que tiene una madera rica en taninos, es un árbol que puede alcanzar los treinta metros de altura, cuyos frutos están protegidos por una vaina espinosa. Una vez molida y después de someterse a un proceso de deshidratación, la madera produce pigmentos muy usados en cosmetología, que se secan y muelen. El polvo de castaña, en función si se usa solo o en combinación con otros polvos, ofrece una amplia gama de matices.

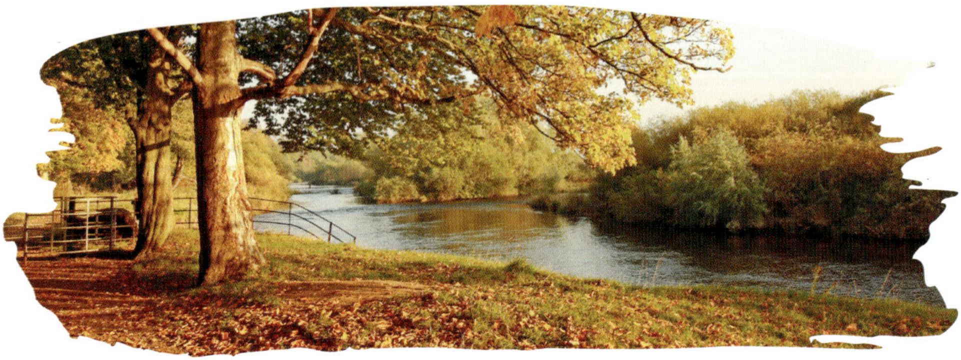

Si se usa sola, permite conseguir un color que va del beis claro al beis oscuro. Si quieres obtener matices rosados o bien oxidados, agrega un poco de ocre rosa o rojo. Para colores que tienden al marrón, agrega katam, polvo de caramelo o índigo. Si te encantan los matices verdes, la clorofila puede ser ideal. Cuanto más largo sea el tiempo de aplicación, los colores obtenidos serán más oscuros.

Como suavizante o agua de enjuague, la castaña aviva los reflejos castaños.

La achicoria

La achicoria, cuyo nombre botánico es *Cichorum intybus*, es una planta herbácea de origen europea, asiática y africana. No se cultiva solo como hortaliza, sino también por sus raíces de las que se extrae un substituto del café.

En infusión, en las proporciones de tres cucharadas de raíz por 500 ml de agua, puede agregarse a la henna o bien a otros polvos colorantes para crear reflejos de muchos matices.

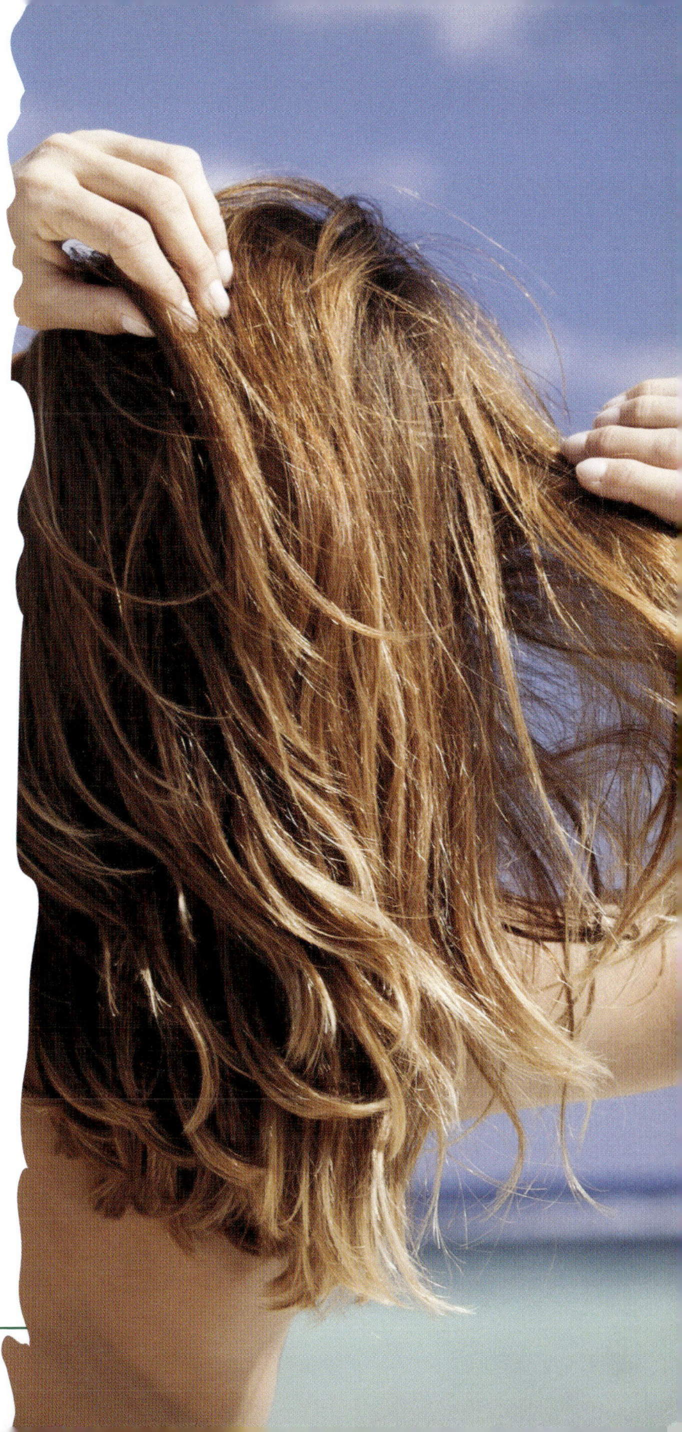

El hibiscus

El hibiscus (*Hibiscus sabdariffa*), que comprende unas 300 variedades, es un arbusto que puede alcanzar de los cuatro o los cinco metros de altura, con magníficas flores multicolores, cuyo fruto se conoce con el nombre de flor de Cayena. La variedad que nos interesa es la que tiene flores de color púrpura. Ricas en antocianos, potentes antioxidantes importantes en la lucha contra el envejecimiento cutáneo, estas flores son comestibles y permiten preparar una bebida exquisita: el karkadé (o agua de Jamaica).

En cosmetología, la flor de hibiscus, secada y molida, se usa como colorante capilar para dar un reflejo púrpura muy bonito, siempre gracias a los antocianos contenidos.

Como los demás polvos obtenidos de plantas, puede usarse solo o en combinación con henna o bien otro polvo tintóreo o curativo (aceites de bhringaraj o sidr, etc.).

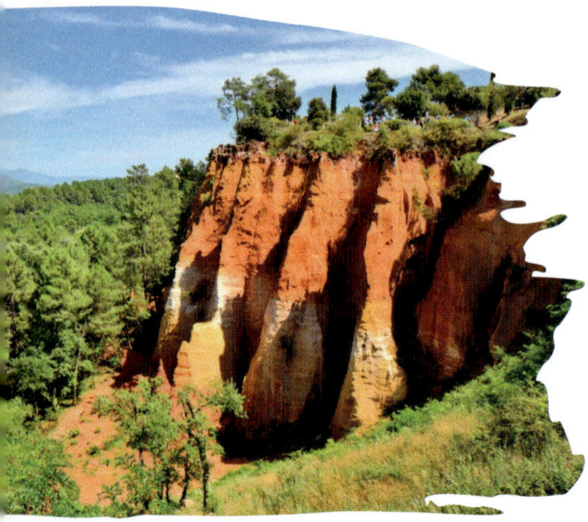

Los ocres

No uses los óxidos y escoge ocres 100% natural. Los tintes obtenidos tenderán al pastel, pero tú debes elegir la mezcla a partir de numerosos colores existentes: ocre rojo, rosa, amarillo.

Puedes probar a combinar los distintos colores con la henna o bien con otros polvos colorantes. A tal respecto, existen pocas informaciones. No te olvides de agregar alumbre como revelador de color.

Los polvos ayurvédicos

Consultar polvo de rosa de Damasco, naranja, shikakai, sidr, neem, kapoor kachli, etc.

El saúco

Sambucus nigra es el nombre botánico del saúco negro presente en nuestros jardines y de cuyas bayas se obtienen confituras y deliciosos zumos.

Este arbusto frágil de ramas muy delicadas florece en marzo y produce bayas en racimos de color negro oscuro.

Las bayas pueden usarse como colorante capilar, tanto frescas como secas.

Preparación

En el primer caso, prepara un zumo ligeramente calentado y mezclado con henna neutra para hacer una mascarilla que aplicarás en los cabellos castaños para conseguir reflejos violetas o púrpura. También en este caso, el tinte obtenido cambiará en función del ambiente en que se preparará. En un ambiente ácido, el tinte tenderá al rojo violeta, mientras que en un ambiente básico será más claro.

Como alternativa, puedes comenzar por el polvo de bayas desecado, usarlo solo o preparar una infusión que agregarás a una mezcla de plantas tintóreas o a la henna, neutra o natural. Por último, puedes usar las bayas de saúco para preparar un agua de enjuague usando 100 g de bayas por litro de agua hervida. No enjuagues con agua los cabellos después de la aplicación.

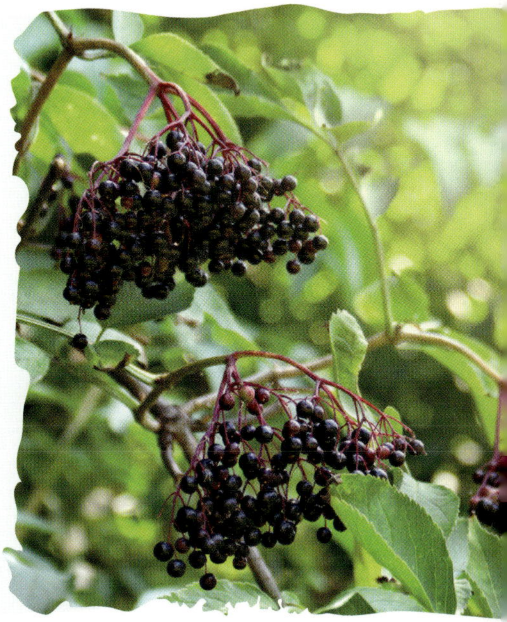

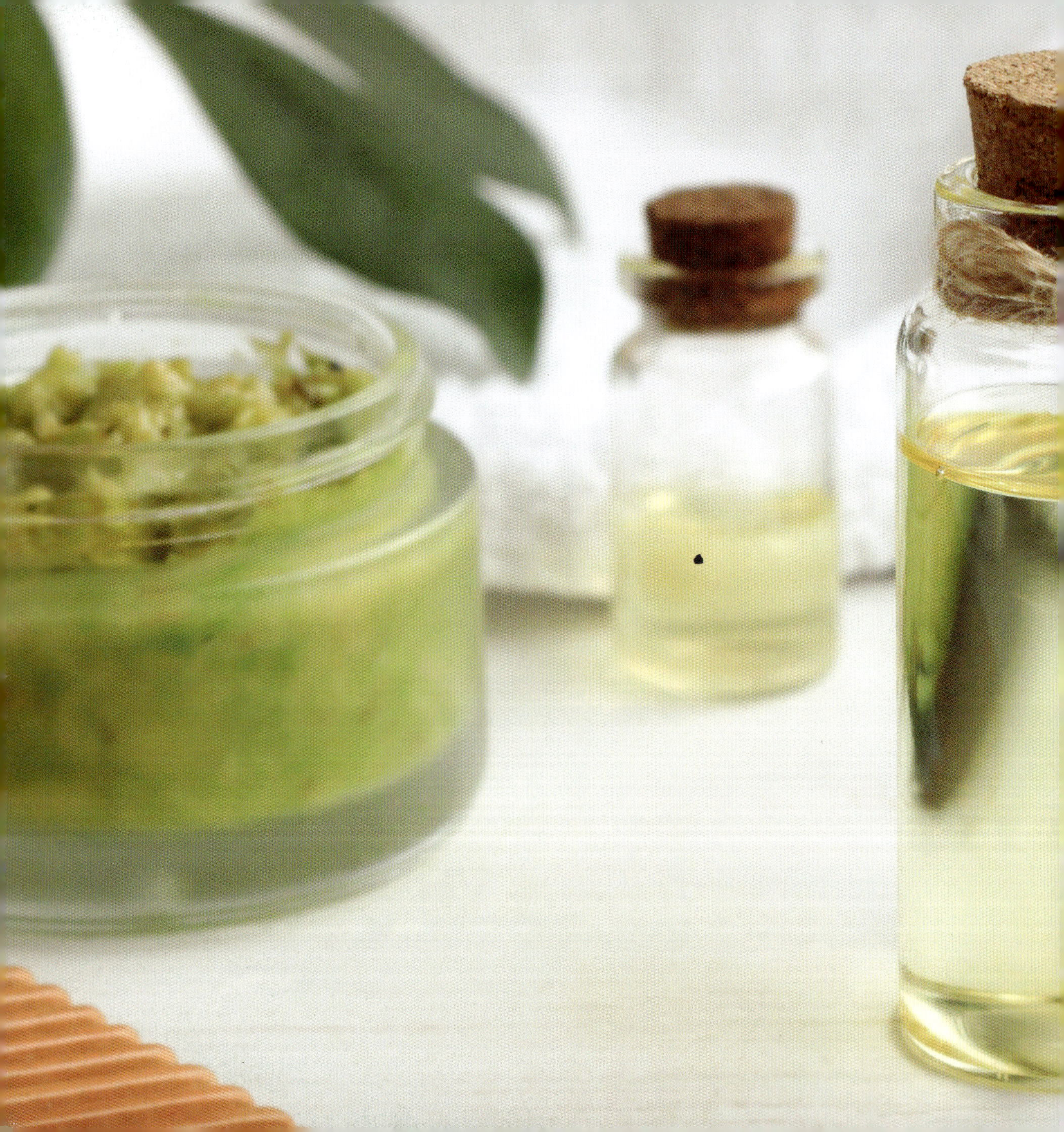

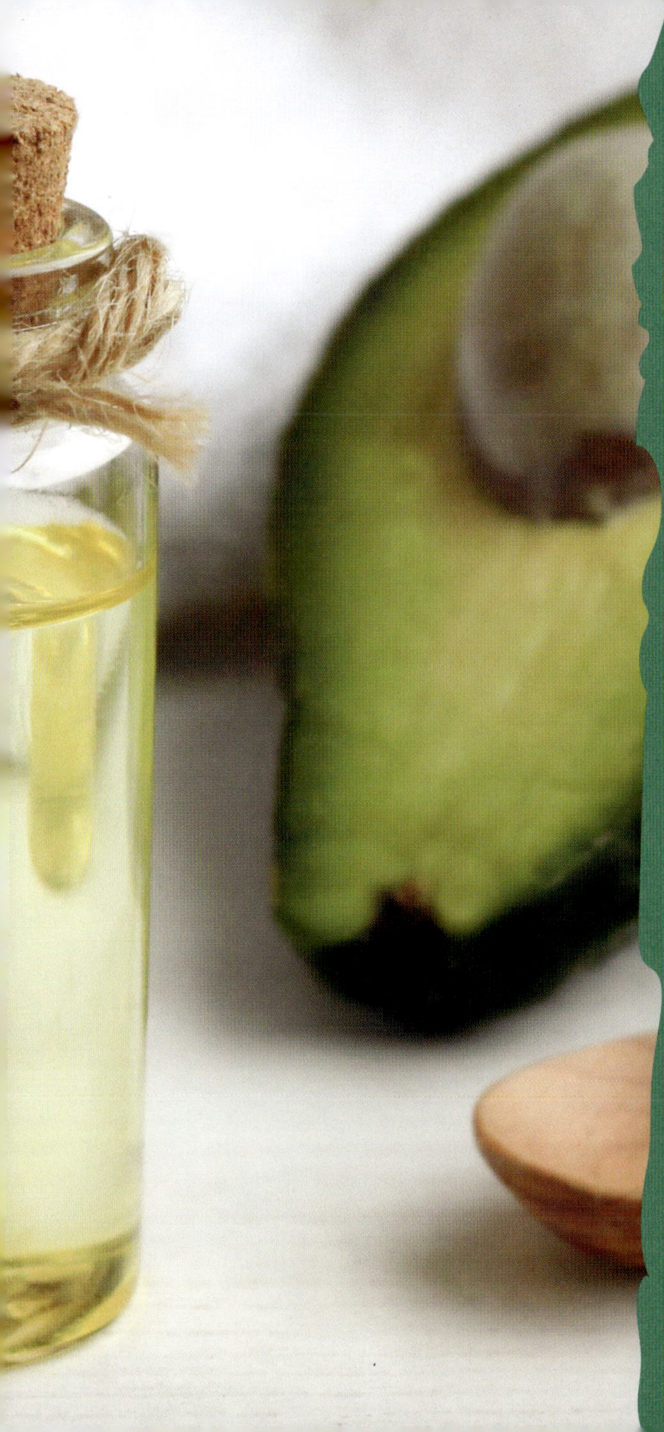

Para conseguir efectos curativos

El amla

El amla, o grosella espinosa india, crece en Asia, en especial en India y Nepal, en donde se considera sagrada. Es un fruto comestible, rico en vitamina C y de sabor ácido, que se parece a una grosella de gran tamaño. Sus hojas tienen propiedades tintóreas.

Sus frutos, recogidos a fin de año, se secan y muelen para obtener el polvo de uva espina que se mezcla con el aceite para preparar un compuesto usado para el cuidado capilar. Este "aceite de amla", muy apreciado por las mujeres indias, aviva el color de los cabellos morenos y negro, eliminando al mismo tiempo los desagradables reflejos cobrizos.

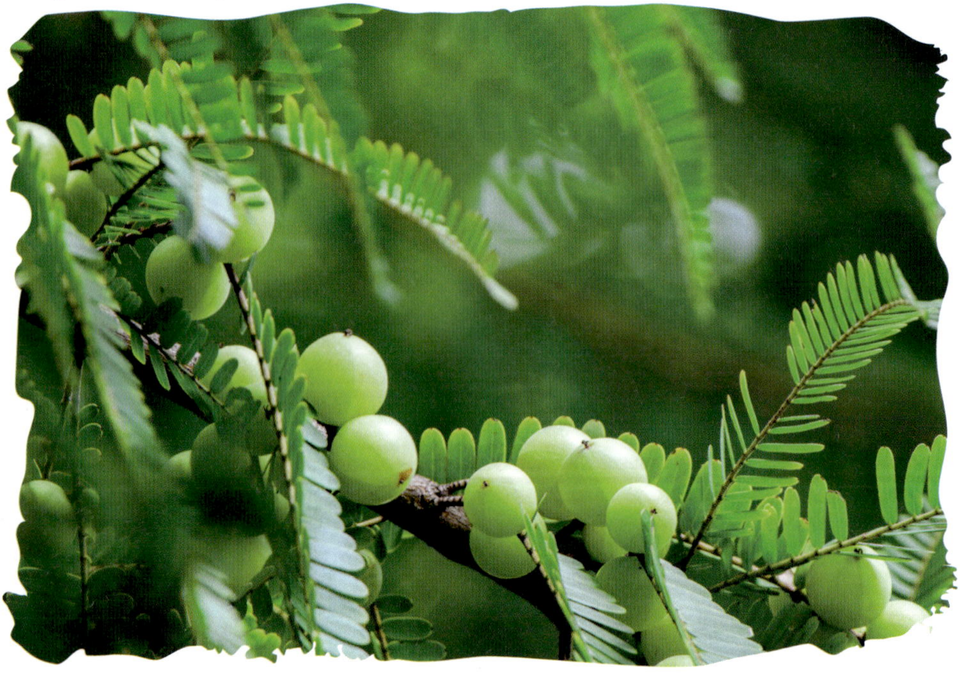

El aceite posee muchas otras propiedades:

- atenúa el efecto entrecano;
- repara el cabello estropeado y las dobles puntas;
- estimula el crecimiento del cabello y previene su caída;
- mejora el brillo, aportando suavidad y luminosidad al cabello;
- protege los folículos pilosos;
- previene la caspa;
- cura las infecciones del cuero cabelludo.

El aceite de amla está disponible listo para el uso, pero te aconsejo que prestes atención y leas cuidadosamente las etiquetas. No uses aceites a base de parafina, que no tiene ninguna utilidad, sobre todo desde el punto de vista cosmético.

Preparación

Puedes fácilmente preparar el aceite de amla por tu cuenta. Mezcla un volumen de polvo y seis volúmenes de aceite (jojoba, argán, ricino, oleína de karité, etc.). Deja descansar quince días, luego filtra. Tu aceite estará listo, puedes agregarle aceite esencial (rosa, ylang-ylang, etc.) para perfumar el cabello o reforzar su acción.

La mejor manera de usar el aceite es aplicarlo en el cabello, cubrirlo con una toalla caliente y mantenerlo en este “baño de aceite”durante toda la noche. A la mañana siguiente, lava el cabello con un champú delicado.

El romero

Célebre sobre todo como planta culinaria, el romero posee extraordinarias propiedades terapéuticas. Previene la caída del cabello y favorece el crecimiento, reforzando el cuero cabelludo.

No tiene propiedades colorantes, pero su uso reiterado permite oscurecer los cabellos.

Si usas el romero fresco o seco, puedes preparar una loción casera en dos modos.

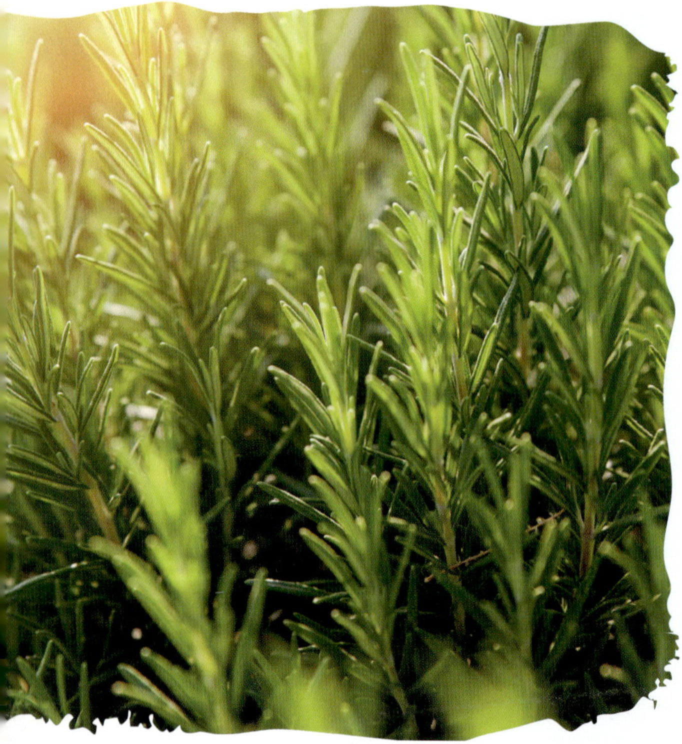

Preparación

Pon un puñado de romero en un litro de agua. Una vez alcanzada la ebullición, apaga y deja en infusión unos 10 o 15 minutos. Filtra, deja que se entibie y después lava y enjuaga el cabello, vierte la loción y masajea, dejando secar el pelo sin aclararlo con agua.

Como alternativa, llena un recipiente con hojas de romero. Agrega alcohol o vinagre de manzana. Cierra el envase y deja descansar unos quince días lejos de la luz. Filtra y conserva la infusión lejos de la luz. Aplica en los cabellos y masajea el cuero cabelludo.

Además, puedes usar el polvo de romero como los demás polvos, solo o mezclado con otros polvos colorantes.

El té

El té verde es la variante más usada en cosmética para el tratamiento facial y capilar.

Es suficiente hacer una infusión de té verde (una bolsita en un vaso de agua hervida unos 5-6 minutos de reposo), colar y usar para enjuagar el cabello después del lavado. El té verde combate también la caída del cabello y estimula el crecimiento, pues:

- inhibe la secreción de DHT, la hormona que al restringir los folículos pilosos favorece la caída del cabello;
- estimula la microcirculación sanguínea a nivel folicular;
- tonifica el cabello.

Si no tienes té verde, puedes usar otros tipos de té que contienen más cafeína pero tienen las mismas propiedades del té verde, es decir:

- combaten la caída del cabello;
- favorecen el crecimiento;
- nutren, protegen y cuidan los cabellos;
- fortifican los cabellos;
- combaten la caspa;
- donan brillo y suavidad a los cabellos;
- en función del té usado, el enjuague puede reforzar el cabello oscureciéndolo ligeramente, sobre todo en el caso del té negro.

En general, el té seca ligeramente los cabellos, por eso se aconseja usarlo antes de un tratamiento hidratante.

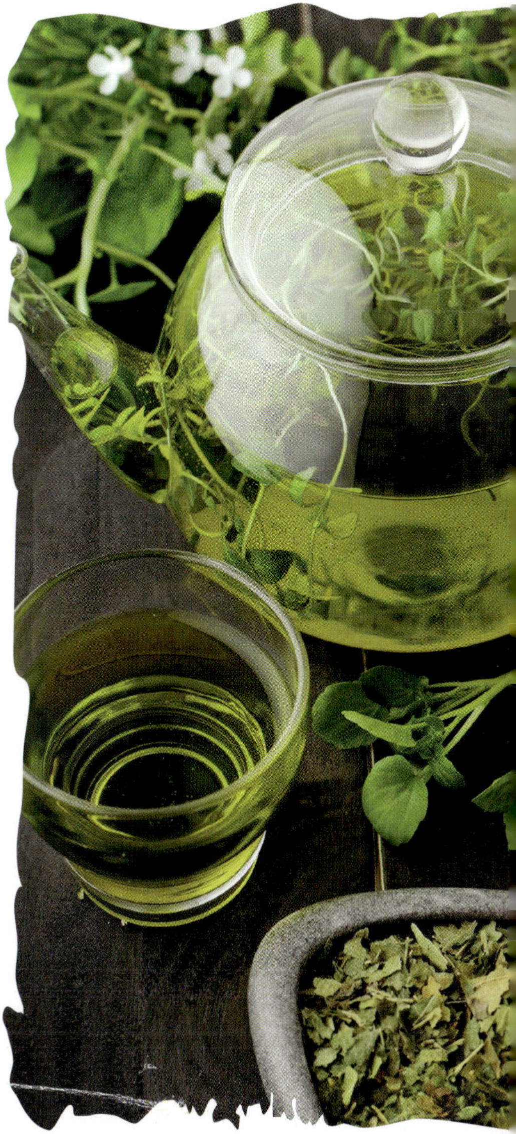

El tulsí

El polvo de tulsí (*Ocimum sanctum*), conocida también como albahaca india, es un excelente champú seco con propiedades antiinflamatorias y anticaspa. Es indicado para todo tipo de cabellos, especialmente en caso de irritaciones del cuero cabelludo. En este caso es preferente aplicar una mascarilla de polvo de tulsí y dejar actuar una o dos horas antes de lavar los cabellos con un champú delicado.

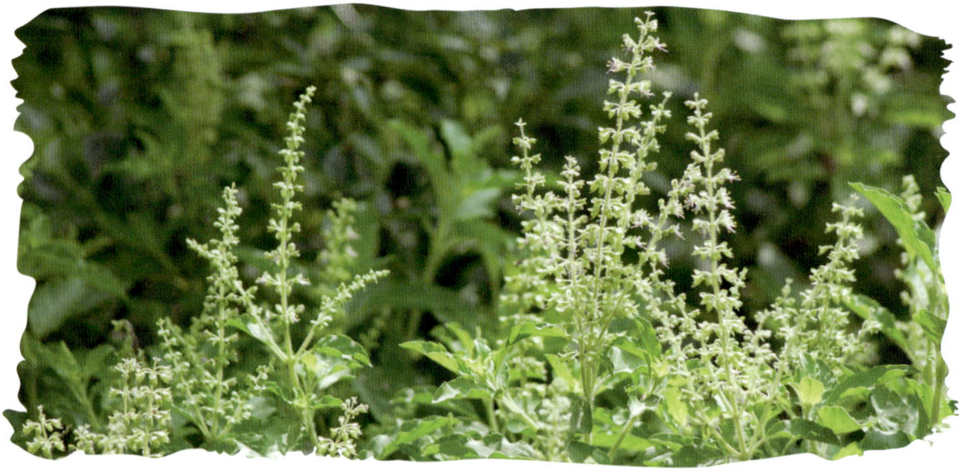

Cómo usar los polvos colorantes

Los polvos colorantes usados solos o en combinación con otras sustancias pueden emplearse en forma de mascarillas capilares.

Escoge un polvo vegetal o una mezcla de polvos, en diferentes proporciones conforme al matiz deseado. Es posible realizar cualquier combinación, pero ten en cuenta que puede que tengas que hacer muchas pruebas antes de obtener el color deseado. Recuerda que al cabo de uno o dos días puedes aplicar un nuevo cataplasma más oscuro, para compensar los efectos del anterior. Los polvos se comportan de manera imprevisible y reaccionan diferente en función del tipo de cabellos y tratamiento capilar. Te aconsejamos ser prudente, pues estos consejos son generales y podrían causar efectos no deseados en tus cabellos. Realiza siempre una prueba preliminar. Como alternativa, puedes pedir tu mezcla a un especialista en coloraciones vegetales naturales, pero existen muy pocos profesionales.

La cantidad de polvo total para preparar tu cataplasma variará de acuerdo con la longitud del cabello:

- 100 g para pelo corto;
- 200 g para pelo medio largo;
- 300 g para pelo largo.

Puedes agregar a tu cataplasma un aceite hidratante (consultar el capítulo 4 "Los aceites vegetales") y bicarbonato para fijar el tinte o evitar que gotee el polvo de sidr. También en este caso, nuestro consejo es hacer pruebas.

Si añades agua caliente a la mezcla de polvos, podrás preparar un cataplasma uniforme, no demasiado líquido, pero fluido.

Aplica el cataplasma en los cabellos, comenzando por las raíces hasta las puntas.

Masajea cuidadosamente el cuero cabelludo, envuelve los cabellos con papel film y deja actuar de 30 minutos a 3 horas. En algunos casos, el tiempo de aplicación puede ser sensiblemente mayor y llegar a una noche entera, pero solo probando podrás determinar el tiempo adecuado.

Enjuaga con abundante agua para eliminar los residuos vegetales.

Haz un último enjuague con agua y vinagre o una infusión de plantas (por ejemplo, ortiga).

Algunas indicaciones según el color deseado

Puedes preparar cualquier tipo de mezcla, pero deberás probarlas previamente en un mechón.

Rosa	Sándalo, ocre rosa y alumbre
Rojo	Bija Canela (acentúa los reflejos rojos) Henna
Rojo claro	Paprika
Rojo cobrizo	Dbargh Palo de Campeche Quina roja Sándalo rojo Saúco
Caoba	Rubia
Púrpura/violeta	Hibiscus Palo de Campeche Saúco
Matices del marrón (de claro a negro)	Catecú Hojas de nuez Índigo Katam Polvo de cáscara de granada Quillay Ruezno de nuez

Matices rubios	Bija Cúrcuma Jengibre Limón Manzanilla Rapóntico Ruibarbo Vara de oro
Para aclarar los cabellos	Canela Limón Rapóntico
Para oscurecer los cabellos	Café Hiedra Katam Puerro Ruezno de nuez Salvia Tinta de quina
Para conseguir reflejos azulados	Índigo

Para valorizar el color natural, escoge el agua de enjuague específica

Cabellos rubios	Prepara una infusión de manzanilla, hirviendo unas cuarenta flores en 50 cl de agua duante unos 15-30 minutos. Cuela el líquido, luego utilízalo para enjuagar el cabello.
Cabellos castaños	Prepara una infusión de 50 g de hojas de nuez en un litro de agua. Pon a hervir el líquido como explicado antes y luego cuélalo.
Cabellos morenos	Hierve 50 g de romero en un litro de agua durante unos 30 minutos. Cuela el líquido y enjuaga el cabello con la infusión. El romero estimula también el crecimiento del cabello.

Las principales plantas protectoras del cuero cabelludo y del cabello

Las plantas que indicamos a continuación pueden incorporarse a las mezclas colorantes sin modificar el color.

Frutos

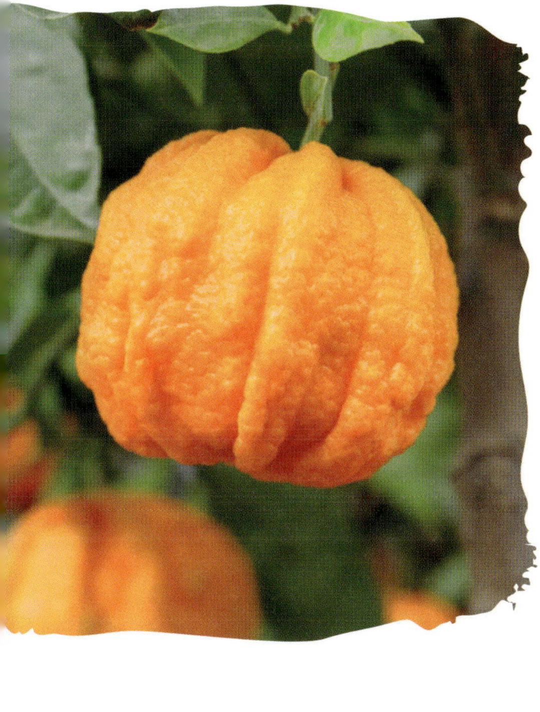

La naranja

Se trata en este caso de la naranja amarga (*Citrus aurantium*), típicamente usada en las confituras. Las cáscaras secas y molidas se usan en cosmética y en el tratamiento capilar.

Como champú seco o mascarilla, el polvo de naranja amarga es indicado para todo tipo de cabellos y puede incorporarse a los polvos colorantes o no.

Estimula y tonifica los cabellos, dona suavidad, brillo y un aroma agradable y delicado.

La leche de coco

La leche de coco se obtiene de la pulpa de la nuez secada de dos maneras:

- la pulpa se exprime;
- la pulpa se raya, luego se deja macerar en agua. Posteriormente el compuesto se exprime y cuela.

La leche liofilizada produce un polvo usado en cosmética y en los tratamientos capilares.

Puedes agregar un 20-30% de polvo de leche de coco en tus preparaciones colorantes o curativas para dar un toque de vitalidad al cabello, además de brillo, delicadeza y suavidad. También se aconseja para combatir los efectos desagradables de coloraciones o decoloraciones químicas.

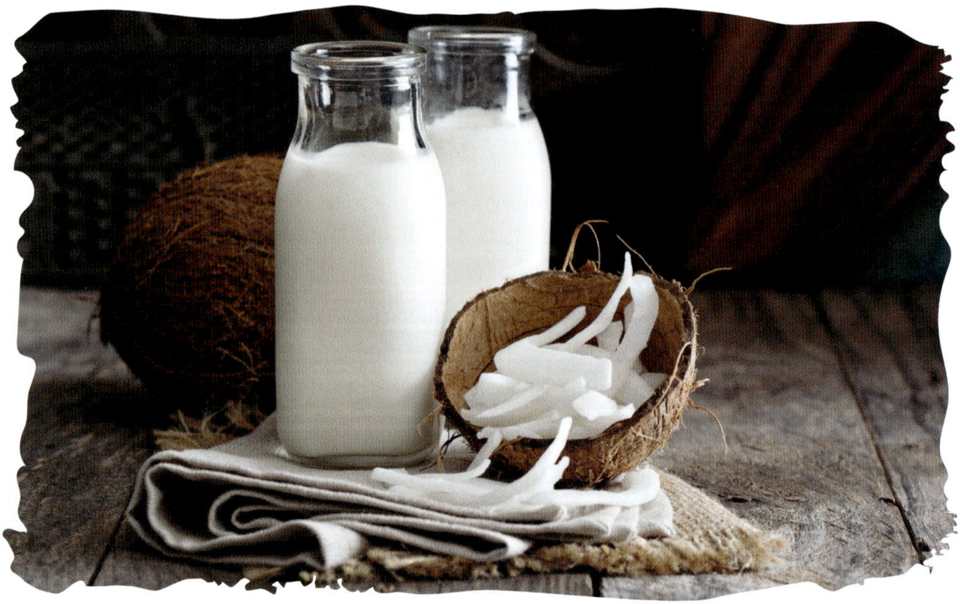

El bhringraj

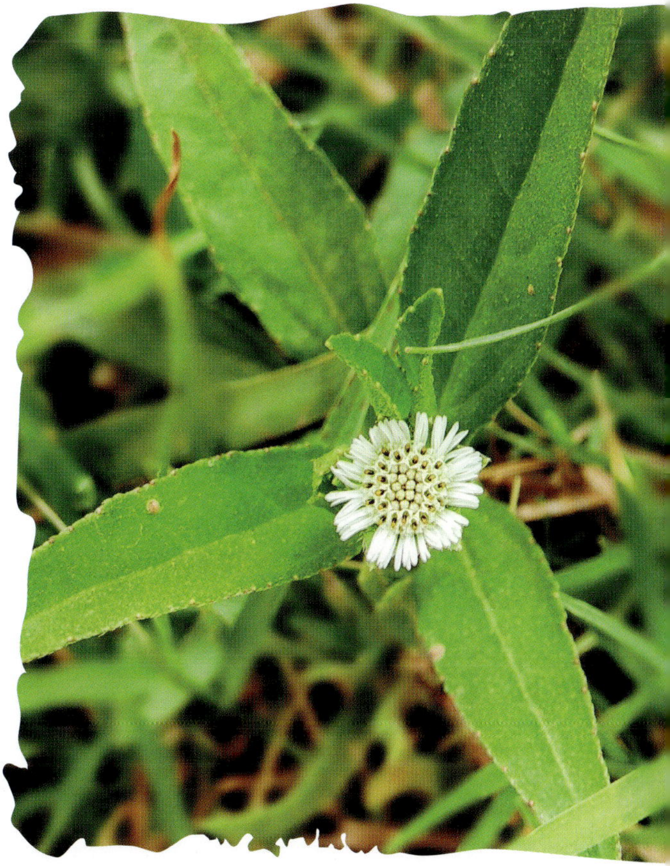

El bhringraj (*Eclipta alba*) es muy usado en la medicina ayurvédica para el cuidado capilar. Originario de la India, lleva un nombre que significa, no por casualidad, "la planta del cabello".

El bhringraj se considera la mejor planta contra la calvicie y la caída capilar.

Se aconseja no solo para estimular el crecimiento del cabello, sino para proteger el cuero cabelludo de las irritaciones e inflamaciones, previniendo también el envejecimiento cutáneo.

Para resultados óptimos, puedes usar una mezcla de polvo de bhringraj, amla, aceite vegetal (camela, ricino, sapote, brócoli) y aceites esenciales, como limón, salvia, cedro de Líbano e ylang-ylang.

El polvo de bhringraj se conoce también con el nombre de polvo de Maka.

La cassia

La *Cassia obovata*, o Senna itálica, crece en las regiones subtropicales, en especial en la India. Una vez recogidas, las hojas se lavan, se secan y se muelen.

El polvo de cassia, conocida como "henna neutra" (consultar la sección "e" de este capítulo), no tiene nada que ver con la henna.

Sin propiedades colorantes, este polvo tiene muchas virtudes que lo convierten en un excelente tratamiento capilar:

- protege y fortifica el cabello;
- dona suavidad, volumen y brillo para todo tipo de cabellos;
- regula la secreción de sebo;
- calma el picor y las irritaciones del cuero cabelludo y combate su inflamación;
- combate la caspa;
- elimina los parásitos, como los piojos.

Si bien la henna neutra no es colorante, no aconsejamos su uso en las canas, sobre todo de forma prolongada, para prevenir que aparezcan antiestéticos halos amarillentos.

Cassia (henna neutra) o Sidr: ¿qué usar en las mezclas de hierbas tintóreas?

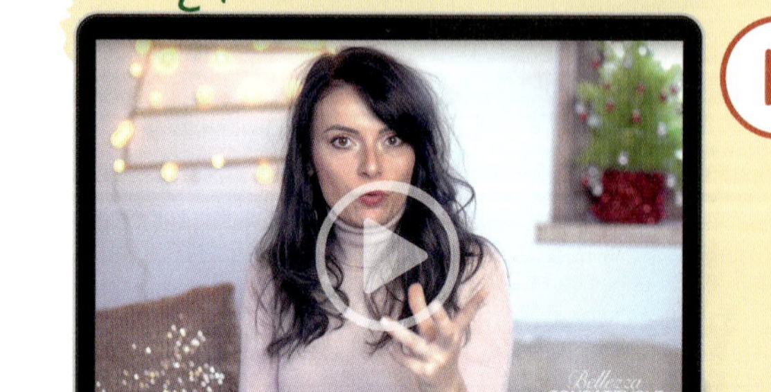

bit.ly/tintesnaturales03

El equiseto

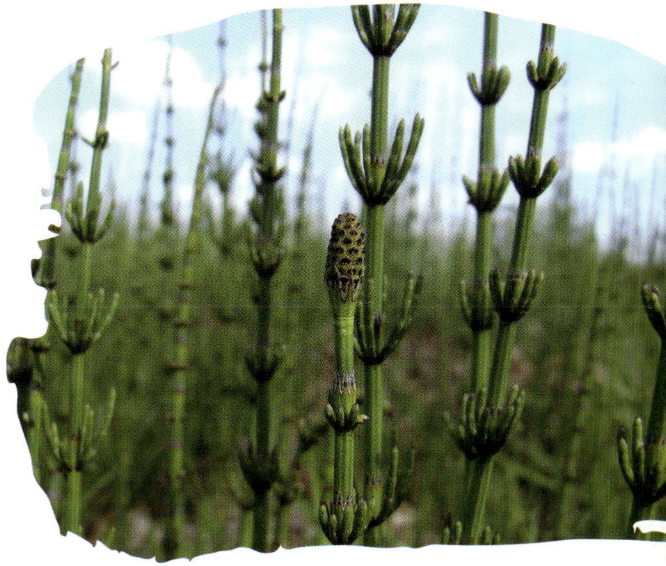

El equiseto (*Equisetum arvense*), cuyo nombre significa "cola de caballo", crece en los bordes de los senderos y es fácilmente reconocible por su fusto y hojas filiformes. Rico en silicio, es un excelente remineralizante si se consume en brotes para aderezar ensaladas o en forma de infusión.

Para uso externo, con el polvo de equiseto puedes realizar cataplasmas para todo tipo de cabellos que ayudan a estimular el crecimiento, dando fuerza, vigor y belleza, depurando y tonificando el cuero cabelludo.

El neem

El neem (*Azadirachta indica*) es un arbusto originario de la India cuyas hojas son célebres por sus virtudes curativas. Es un excelente antiséptico que da óptimos resultados en cosmetología para el cuidado capilar y de la piel.

Aplicado como mascarilla, el polvo de neem purifica el cuero cabelludo, calma el picor y las irritaciones y favorece la eliminación de la caspa. Los efectos benéficos pueden optimizarse en combinación con otros polvos neutros.

La ortiga

La ortiga no tiene solo un uso gastronómico en sopas o cocinada con las espinacas, sino también en cosmetología, ya que es rica en minerales como el silicio y el hierro.

El polvo de ortiga, usado como mascarilla, refuerza, tonifica y suaviza el cabello, disminuyendo el sebo en exceso y la caspa. Combate la caída de los cabellos, estimulando su crecimiento.

Utilizar la ortiga es fácil para cualquier persona que vive en el campo, pues crece en cualquier lugar. Puedes recoger la ortiga común (Urtica dioica) o la ortiga menor (Urtica urens), prestando atención, pues las picaduras urticantes son molestas. El polvo de ortiga y la ortiga seca se encuentran fácilmente en los herbolarios.

Si vives en el campo, puedes recoger tú mismo las hojas de ortiga y ponerlas a secar.

Por tanto, tienes dos posibilidades:

- picar las hojas con una picadora y conservar el polvo lejos del aire y de la luz. Podrás preparar excelentes cataplasmas que podrás aplicar una o dos horas en los cabellos envueltos en papel film.
- conservar las hojas secas en un lugar seco y utilizarlas para preparar infusiones que utilizarás como agua de enjuague o después del lavado. Seca el pelo sin volverlo a enjuagar.

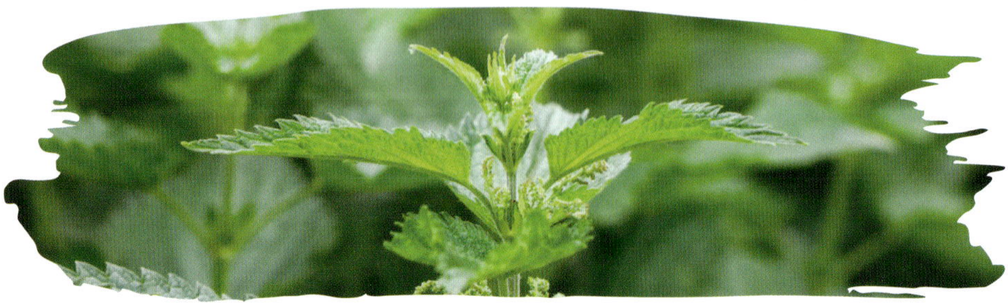

El perejil

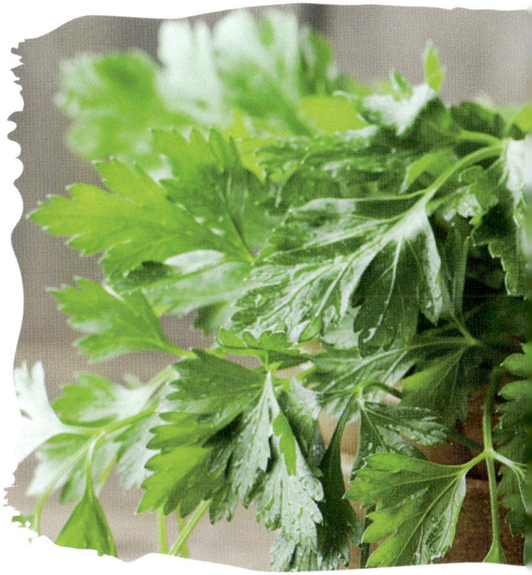

Puedes usar el perejil fresco, seco y también las semillas. El perejil combate la caída del cabello, estimula su crecimiento y lo refuerza, para cabellos más brillantes y suaves.

Prepara una infusión llevando a ebullición un pequeño puñado de perejil picado y una pizca de perejil fresco en un litro de agua. Deja hervir unos diez minutos, cuela y envasa. Una vez al día, aplica en los cabellos esta infusión masajeando correctamente el cuero cabelludo.

De lo contrario, puedes usar semillas de perejil en polvo para friccionar el cuero cabelludo y dejando actuar.

El sidr

Usado también en medicina ayurvédica, el sidr, conocido como azufaifo (*Ziziphus jujuba*), pariente del shikakai, se emplea en el tratamiento capilar para lavar y dar vitalidad a los cabellos dañados. Es un polvo no colorante que permite lavar los cabellos teñidos, ayudando a fijar el color y a eliminar la caspa.

Su acción en el cuero cabelludo lo convierte en un tratamiento extraordinario contra el eczema, la psoriasis, las inflamaciones y el picor.

Flores

El iris

La iris florentina, conocida también como iris blanca o lirio florentino por sus flores blancas con matices que tienden al violeta, es una planta ornamental perenne de cuyas raíces se obtiene el llamado polvo de iris, empleado en el siglo XVII en las pelucas. Hoy en día, el polvo de iris se utiliza en cosmetología y perfumería. Como champú seco, purifica el cuero cabelludo y regula las secreciones de sebo, donando a los cabellos un agradable perfume.

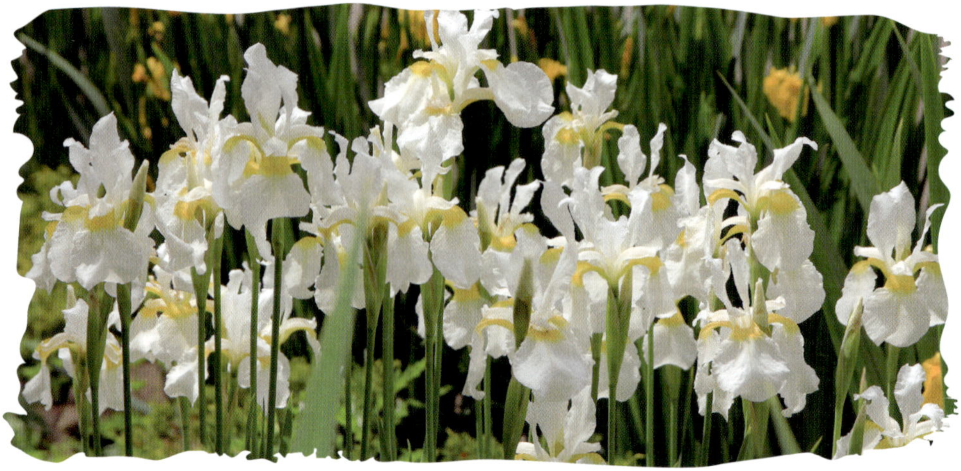

La rosa de Damasco

Desde la antigüedad, la rosa de Damasco (*Rosa damascena*) es uno de los productos estrella de la cosmética, en especial por lo que concierne al cuidado de la piel.

Este arbusto, de origen asiático y más concretamente hindú, se cultiva en la cuenca del Mediterráneo y puede alcanzar los dos metros de altura. Su flor rosa, de rara belleza, emana un perfume fresco, delicado y que embelesa.

Después de recoger las flores, es posible:

- destilarlas para obtener de una parte el aceite esencial, y de la otra el hidrolato que puede usarse como loción capilar;
- secarlas, picarlas y usar el polvo en los tratamientos capilares.

El polvo de rosa, en forma de mascarilla, es indicado para todo tipo de cabellos, para calmar el picor y las irritaciones del cuero cabelludo, dando al mismo tiempo un agradable perfume al cabello. El polvo de rosa puede usarse como champú seco o para preparar una loción sencilla (*consultar* al final de esta sección, "Cómo usar los polvos de plantas no tintóreas"). Puedes mezclar el polvo de rosa con otros polvos complementarios, como el de sidr.

El shikakai

El shikakai, rico en saponinas, lava los cabellos de manera muy delicada.

De la *Acacia concinna*, arbusto originario de India, se recogen las flores que se ponen a secar para obtener el polvo.

Solo o mezclado con henna neutra, favorece el crecimiento del cabello, combate la caspa y dona a los cabellos una extraordinaria suavidad.

Raíces

La maranta

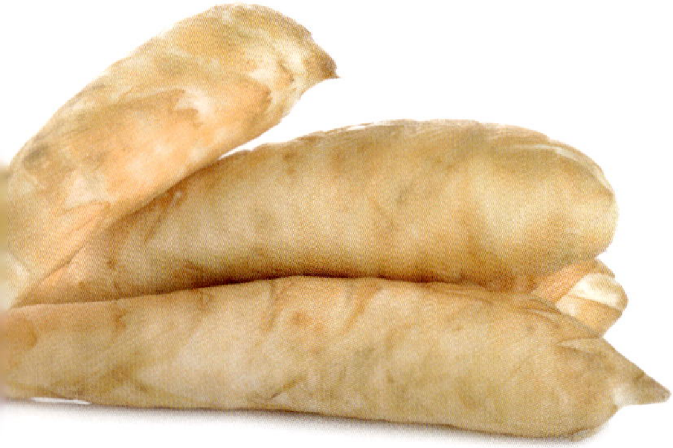

Planta originaria de la India, la maranta (*Maranta arundinacea*) se llamaba "raíz de flecha" porque la raíz servía para curar, en algunas tribus hindúes, las heridas causadas por las flechas envenenadas.

Una vez recolectadas, los rizomas se colocan en agua hervida y pelan. Se cortan, se ponen a secar y luego se muelen.

De esta manera se obtiene el polvo de maranta, que al mezclarlo con polvo de raíz de iris o rosa se convierte en un excelente champú seco purificante y absorbente, ideal para combatir el exceso de sebo.

La bardana

La bardana, o *Arctium lappa*, crece en los bordes de los senderos o terrenos sin cultivar. Puede alcanzar los dos metros de altura y se reconoce por sus tallos largos y sus pétalos en forma de gancho, que en la antigüedad y aún hoy divierten a grandes y pequeños por su capacidad de adherirse a la ropa.

Para el tratamiento capilar se usa solo la raíz: los principios activos se extraen poniendo la raíz en alcohol y agua. Tras un proceso de deshidratación, el polvo obtenido se comercializa.

Se prepara como los demás polvos que hemos analizado y se aplica en el cabello para regular las secreciones sebáceas, calmar irritaciones e inflamaciones, hidratar y estimular la microcirculación del cuero cabelludo.

El kapoor kachli

Se trata de una variedad de jengibre (*Hedychium spicatum*) muy conocida en la India por sus propiedades gastronómicas y curativas. La raíz, una vez recogida, se lava, se seca y se muele.

Utilizada como mascarilla, estimula el crecimiento del los cabellos, los refuerza, donando volumen, cuerpo y luminosidad al peinado.

La peonia

La peonia (*Peonia officinalis*) es una flor púrpura o blanca muy bonita presente en nuestros jardines que se conoce en China desde la antigüedad por sus propiedades terapéuticas.

En cosmética, se usan solo las raíces. La raíz de peonia en polvo calma el picor y las irritaciones del cuero cabelludo, combate la caspa y la caída del cabello.

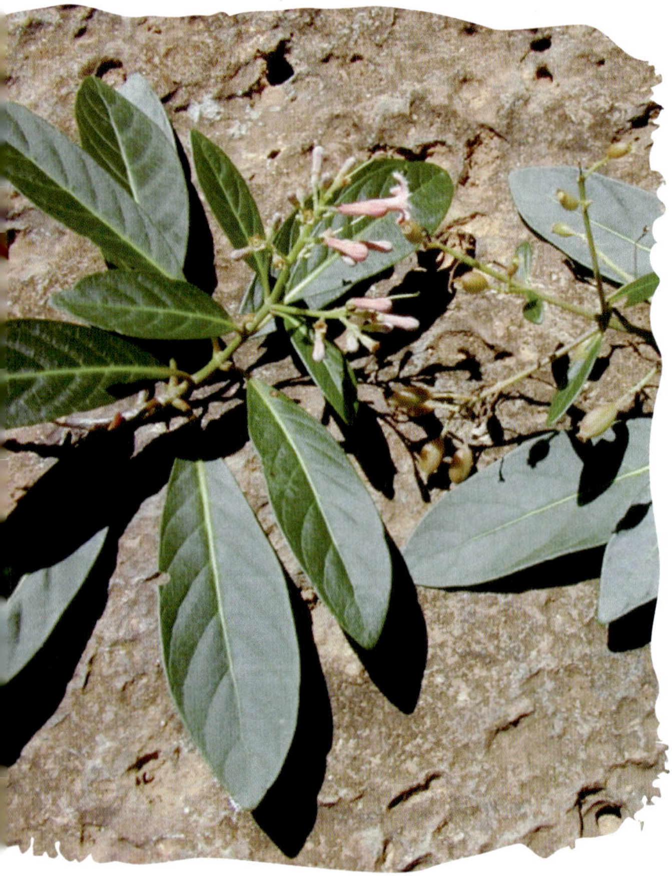

La quina amarilla

Más rica en quinina respecto a la quina roja, se usa para el tratamiento capilar y del cuero cabelludo. La *Cinchona calisaya* o quina calisaya tiene las mismas virtudes que la quina roja, pero sin propiedades colorantes. Combate la caída del cabello, favoreciendo su crecimiento y la aparición prematura de canas. Calma el picor del cuero cabelludo, protegiéndolo de las irritaciones y eliminando la caspa.

Como los demás tipos de quina, tiende a secar el pelo, por lo tanto te aconsejamos usarla en combinación a un polvo que no tenga esta contraindicación o añadir un aceite.

En combinación con el polvo de sidr, constituye un excelente champú.

Sin embargo, en las canas puede crear desagradables halos amarillos.

El quillay

El quillay (*Quillaja saponaria*) se utiliza siempre en América del Sur, sobre todo en Chile y Perú, países de los cuales es originario, para lavar la ropa blanca, pulir metales y en cosmética como champú. Incluimos el quillay también en este apartado pues, si lo añades a las preparaciones tintóreas, podrás lavarte el pelo.

El quillay está disponible en escamas y se utiliza para preparar una infusión, en la proporción de 100 g de escamas por litro de agua.

Lleva el líquido a ebullición y deja hervir unos minutos antes de apagar y descansar unos veinte minutos. Cuela el líquido y lava el cabello con esta infusión.

El quillay es conocido por su capacidad de reducir el exceso de sebo (se aconseja para cabellos sumamente grasos), estimular el crecimiento de los cabellos y avivar el color en los cabellos morenos y negros.

Por el contrario, no se aconseja el uso prolongado en los cabellos claros, pues corres el riesgo de que se oscurezcan.

Otros ingredientes

El ghassoul

Conocido también con el nombre de *rhassoul*, no es una planta, sino una arcilla original de Marruecos utilizada por las mujeres de este país, con distintas propiedades: absorbentes, adsorbentes (absorción superficial) y purificantes, tanto para la piel como para el cuidado capilar.

Este producto 100% natural no contiene tensioactivos y por tanto limpia perfectamente y no es agresivo para el cuero cabelludo.

Se mezcla simplemente con agua para obtener una pasta suave empleada para el cuerpo, en los *hamam*, o como mascarilla capilar.

Moja los cabellos, luego aplica la crema de ghassoul masajeando delicadamente. Enjuaga al cabo de 15-20 minutos. El ghassoul dona vitalidad al cabello, absorbe el sebo en exceso y permite recobrar una melena voluminosa, suave y sedosa.

Para obtener resultados excelentes, puedes agregar a la preparación una cucharada de un aceite seco, como el aceite de Abisinia, de sacha inchi, kukui, pracaxi, etc. (*consultar* el capítulo 4, "Los aceites vegetales").

La jalea real

Como es sabido, las abejas producen miel y polen, alimentos ricos en propiedades nutritivas. Pero hay un alimento que a menudo olvidamos: la jalea real, un verdadera panacea para la salud capilar, que puede emplearse para uso interno y externo.

La jalea real se encuentra a menudo entre los ingredientes de champús y productos capilares, pues estimula el crecimiento de los cabellos, los revitaliza e hidrata, combate la caspa, ayuda la depuración del cuero cabelludo y calma las irritaciones.

Para valorizar el cabello, mezclar cuidadosamente:

- 2 cucharadas de aceite de camelia;
- 2 g de jalea real;
- 1 huevo.

Duplica las cantidades si tienes el pelo largo.

Lava el cabello con un champú delicado y aplica el compuesto en los cabellos húmedos, masajeando cuidadosamente el cuero cabelludo. Envuelve el pelo con papel film y deja descansar una hora.

Vuelve a lavar el cabello con un champú delicado, enjuaga por último con una infusión de ortiga.

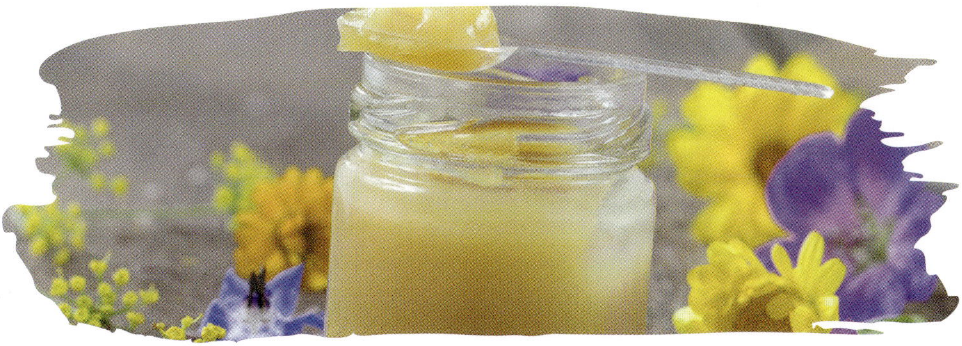

Cómo usar los polvos de plantas no tintóreas

Puedes usar estos polvos tanto solos como en combinación con otros polvos en tres modos.

Como mascarilla capilar	escoge un polvo o prepara una mezcla de polvos; mezcla 100 g de mezcla con agua caliente; aplica la mascarilla capilar; masajea cuidadosamente el cuero cabelludo y deja actuar unos tres minutos; enjuaga el cabello con abundante agua para eliminar los residuos vegetales. haz un último enjuague con agua y vinagre.

Si usas los polvos junto a la henna neutra o polvo colorante, sigue las indicaciones descritas en la sección b "Los colorantes naturales principales" y agrega una o dos cucharadas de polvo no colorante a la preparación.

Como champú seco	escoge un polvo o prepara una mezcla que te apetezca (50 g); aplica el polvo en el cabello; masajea para que el polvo penetre en el cuero cabelludo; elimina el polvo excedente sin cepillar el cabello.
Como loción capilar	prepara 100 g de polvo vegetal, de una o varias plantas; disuelve el polvo en un litro de agua poco mineralizada; deja descansar 24 horas en un lugar fresco o lejos del aire y la luz; cuela con un filtro de café o un tejido; conserva en un lugar fresco. Si quieres conservar el líquido macerado, agrega 200 gotas de extracto de semillas de pomelo; utiliza como cualquier otra loción capilar.

Para completar tu mascarilla capilar

Es posible agregar varios productos e incorporarlos a las mascarillas para modificar y fijar su color o simplemente proteger el cuero cabelludo.

A la hora de escoger, ten en cuenta el tipo de cabello que tienes consultando la tabla presentada al final del capítulo 1.

En todo caso, te aconsejo que hagas unas cuantas pruebas y que escojas las mezclas más adecuadas en función de tu cabello y cuero cabelludo.

Para cabellos mixtos

Como hemos visto, los cabellos mixtos son al mismo tiempo secos y grasos. Para el cuidado de los cabellos mixtos podrás usar cada uno de los productos indicados para los cabellos secos y grasos, así como los siguientes productos:

El yogur, solo o acompañado

El yogur es fácil de usar y puede agregarse a todas las mascarillas, en especial a las que tienden a secar e irritar el cuero cabelludo. El yogur natural es rico en probióticos que hidratan los cabellos y proporcionan sus principios nutritivos fundamentales. El uso del yogur en las preparaciones favorecerá el crecimiento y la reparación de los cabellos arruinados, regulando al mismo tiempo la producción de sebo.

Puedes agregar también un batido de fresas para regular la producción de sebo, aguacate, de acción hidratante, o levadura en polvo, que depura el cuero cabelludo.

Algunas mezclas que puedes probar

Las mezclas para cabellos mixtos se hacen escogiendo generalmente un producto para cabellos secos y otro para cabellos grasos, de manera que puedas combatir los problemas típicos de los cabellos mixtos. Por eso te aconsejamos combinar estos ingredientes.

Para los cabellos secos

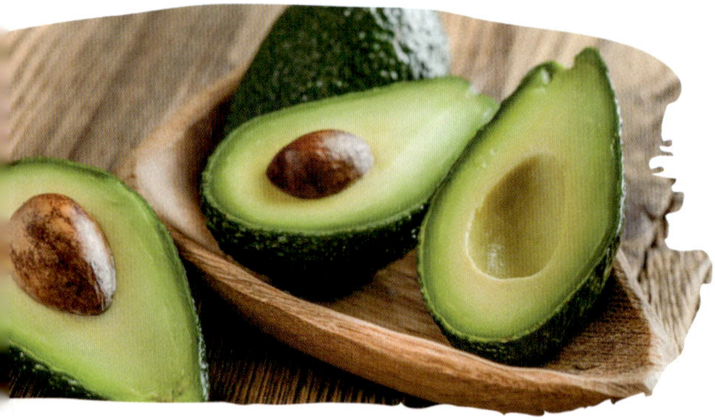

El aguacate

Rico en aceites, el aguacate es un hidratante natural ideal para cabellos secos que aporta también elementos nutritivos indispensables, en especial vitaminas. Es suficiente escoger un aguacate maduro al punto justo, aplastarlo y agregar otros ingredientes antes de aplicarlo en los cabellos.

La banana

Gracias a su contenido en vitaminas y aceites, la banana es un excelente coadyuvante para los cabellos arruinados, apagados y con dobles puntas. También favorece la eliminación de la caspa. En este caso, elige una banana madura, aplástala y añade un poco de aguacate para preparar una excelente mascarilla capilar.

La gelatina

Disuelve la gelatina en agua, agrega luego vinagre y, por ejemplo, glicerina para obtener un buen protector capilar. La glicerina puede agregarse a las coloraciones naturales como humectante en lugar de los PEG, pero no tiene grandes propiedades para el cabello.

La mayonesa

Si quieres usar mayonesa como ingrediente de tus mascarillas, que sea biológica, para que puedas aprovechar al máximo las propiedades de sus ingredientes: aceite, huevo y vinagre. La mayonesa, por su composición, es hidratante y por lo tanto ideal para los cabellos secos. Además, te maravillará el resplandor, el brillo y el volumen aportados por este producto.

La miel

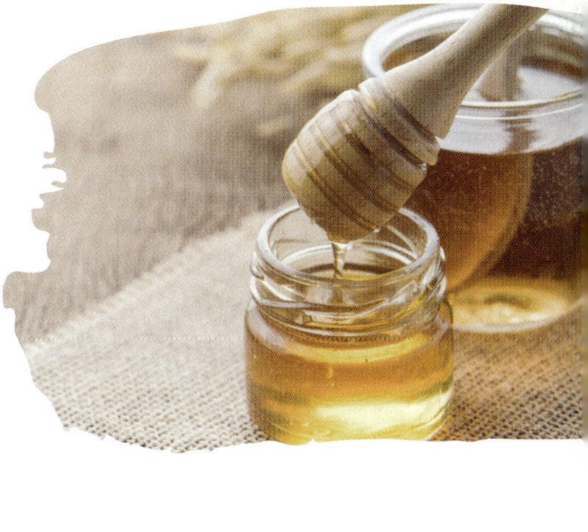

Sola o en combinación con otros productos, la miel hidrata el cabello y sobre todo retiene la humedad.

Puedes agregarla a todas las mascarillas capilares gracias a sus propiedades protectoras. También refuerza los cabellos y otorga hermosos reflejos. Usada como mascarilla, la miel aclara los cabellos gracias a los peróxidos naturales que contiene.

Los aceites

Para cada tipo de cabello existe un aceite adecuado (*consultar* el capítulo 4, "Los aceites vegetales").
Si no quieres usar aceites particulares, elige el aceite de oliva de primera prensada en frío. Nutritivo, fortificante, hidratante, permite preparar mascarillas adecuadas para cabellos secos. Puedes usarlo solo o enriquecido con otros ingredientes como el aguacate o la banana.

El huevo

Este ingrediente se encuentra a menudo en los champús y en otros tratamientos capilares comercializados, pues es muy nutritivo. Sin embargo, el huevo tendrá la máxima eficacia si lo utilizas en casa, solo o en combinación, sin haber sufrido transformaciones industriales. Es eficaz en caso de cabellos arruinados, deshidratados, apagados y cansados. Su acción se refuerza si se combina con el aguacate o un aceite nutritivo y protector.

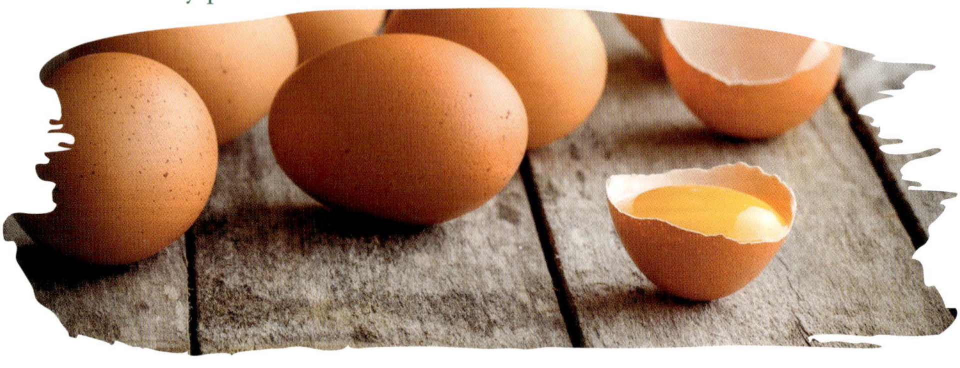

Para los cabellos grasos

Los ingredientes indicados a continuación sirven sobre todo para equilibrar la secreción de sebo. Puedes incorporar cada tanto un ingrediente hidratante a estos ingredientes.

El vinagre de manzana

Se aconseja usar vinagre de manzanas biológicas. Rico en importantes principios nutritivos, fortifica los cabellos, estimula su crecimiento, combate la caspa y los residuos derivados de los productos químicos usados. El vinagre de vino aporta brillo y suavidad a los cabellos, signo de vitalidad.

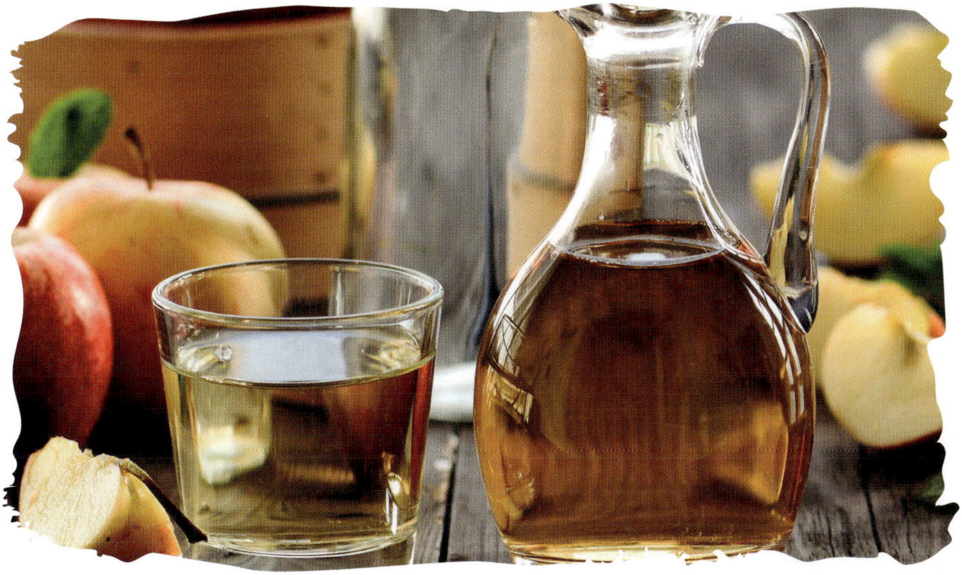

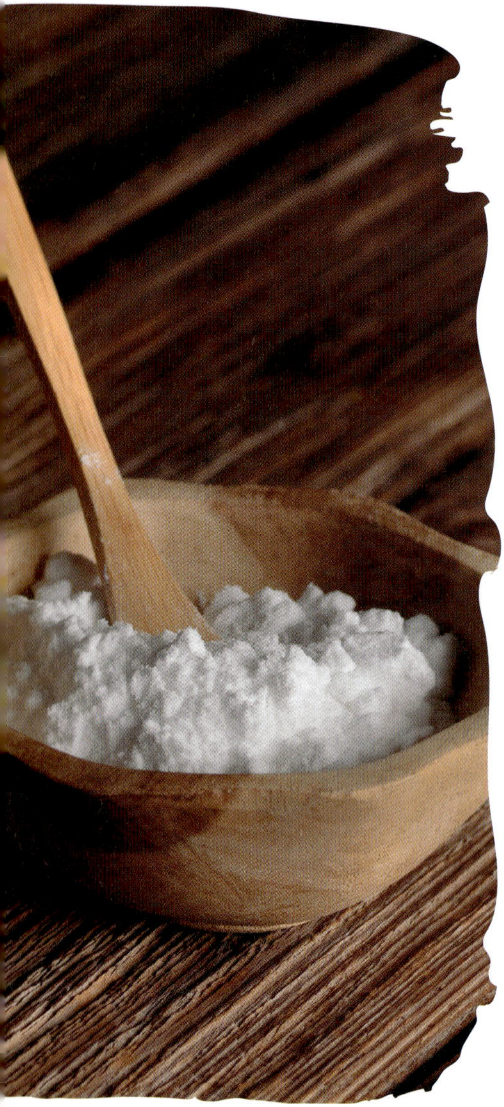

El bicarbonato

El bicarbonato tiene múltiples usos y no solo en la cocina. Este polvo blanco que se encuentra fácilmente en cualquier tienda, posee numerosas propiedades capilares:

- combate el exceso de sebo;
- facilita la eliminación de los residuos de productos químicos en los cabellos como la laca o el gel;
- elimina la caliza derivada de un agua demasiado dura;
- elimina las partículas de contaminación atrapadas en los cabellos;
- combate la caspa;
- dona brillo a los cabellos.

El bicarbonato de sodio se usa solo o en combinación con otros ingredientes.

Puedes aplicarlo en los cabellos, prestando especial atención a las raíces. Deja actuar unos minutos antes de peinar el cabello.

Como alternativa, puedes añadir el bicarbonato a tu champú (una cucharada para un envase de champú corriente). También puedes mezclar un volumen de bicarbonato con tres de agua. Usa este compuesto para lavar el cabello, masajeando cuidadosamente. Aclara antes de hacer un último enjuague con una solución de vinagre de manzana.

Te aconsejamos usar este producto a menudo para sacarle el máximo partido.

La fresa

Regula la secreción de sebo y contribuye a eliminar la grasa en exceso del cuero cabelludo. La fresa aporta vitaminas esenciales al cabello, como la vitamina C. Si tienes los cabellos grasos o mixtos, aplasta algunas fresas y aplícalas directamente en los cabellos. Masajea cuidadosamente y deja actuar unas horas, o incluso una noche entera. Para prevenir los cabellos secos, agrega a las fresas un poco de aceite o mayonesa, como prefieras.

La levadura en polvo

Lo que llamamos "levadura química" tiene el beneficio, como mascarilla capilar, de limpiar el cuero cabelludo y liberarlo de las impurezas y el sebo en exceso. Puedes agregar un poco de aceite hidratante, mayonesa o yogur para obtener una mascarilla hidratante, reequilibrante y protectora.

El zumo de limón

¿Quieres aclarar el cabello? Será suficiente con usar zumo de limón como agua de enjuague o rociarlo sobre el cabello por la mañana. Nunca utilices zumo de limón puro, te aconsejamos diluirlo en 25 cl de agua poco mineralizada.

El limón, por ser astringente, tiende a secar el cuero cabelludo reduciendo la producción de sebo. Para remediar este inconveniente, agrega al champú un poco de aceite hidratante (argán, brócoli, burití, etc.) o un yogur para recobrar cabellos normales.

La henna: roja, neutra, verdadera y falsa

Conocida como henna o mehndi, la *Lawsonia inermis* es un arbusto espinoso cuyas hojas se recogen, se secan y se muelen para obtener el famoso polvo colorante.

Es un colorante usado desde la antigüedad:

- los Egipcios, hace 4000 años, usaban henna mezclada con otras sustancias. Así pues, para conseguir un color rojo de reflejos naranjas, la henna se mezclaba con la sangre. Para obtener el color negro, se usaba el índigo. Algunos análisis han revelado que Ramsés II usaba henna para teñirse el pelo;
- los Romanos, antiguos maestros en el arte de mezclar la henna con otras sustancias vegetales, ofrecían a las damas una amplia gama de coloraciones capilares, desde el rubio hasta el rojo;
- los hindúes (la India es hoy el principal productor de henna) y los asiáticos en general han usado siempre la henna.

La henna es originaria de la Mesopotamia, los árabes la usaron y difundieron en África y en Andalucía.

En Francia, se utilizaba como coloración capilar en el siglo XIX.

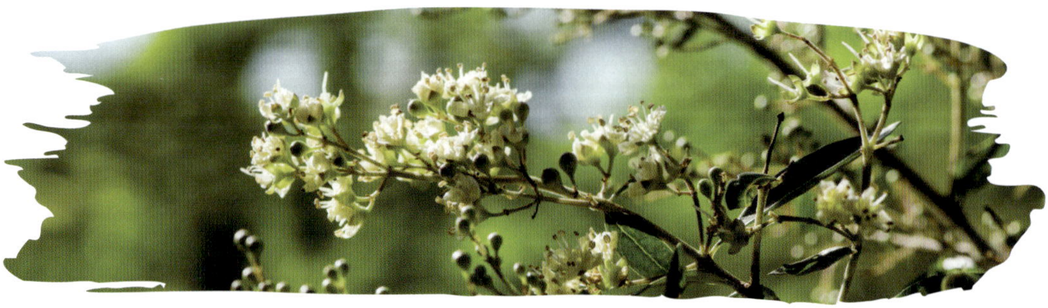

La henna tiene múltiples aplicaciones: todos la conocemos como tinte, pero tiene muchas propiedades:

- como peeling, agregado al jabón negro, suaviza la piel. Si se utiliza pura, tiene una acción colorante además de suavizante;
- purifica la piel y ayuda a recobrar una piel más bella gracias a las propiedades antimicróbicas, tiene una acción cicatrizante y protege las uñas; como mascarilla, es eficaz en el tratamiento de esguinces, fracturas y elongaciones;
- el polvo no tiñe solo los cabellos, sino que protege el cuero cabelludo de parásitos, en especial piojos, y cuida la piel;
- se obtiene de las flores un perfume muy apreciado en Tunez, pero poco conocido en Occidente;
- por último, la henna se utilizaba durante los rituales mágicos para hacer tatuajes de símbolos protectores. Además, el uso de la henna permitía a los bereberes diferenciarse culturalmente de los árabes. Las mujeres bereberes se tatuaban el rostro con henna y las palmas de las manos o las plantas de los pies para comunicar su clase social.

La henna no es una sustancia tóxica si se utiliza por adultos en buena salud y con piel sana[3]. Sin embargo, no se aconseja consumirla o su uso externo en niños.

La molécula colorante contenida en la henna, la lawsona, puede penetrar en la piel sensible del niño y desencadenar hemolisis aguda, que provoca la destrucción de los glóbulos rojos.

3 En las personas que padecen favismo o hipersensibilidad algunos de los elementos presentes en la henna puede causar reacciones alérgicas más o menos graves. Se aconseja siempre efectuar una prueba preliminar en la piel del brazo 24 horas antes de usar el producto. Esta prueba debe realizarse siempre con todos los productos usados para prevenir fenónemos de hipersensibilidad.

Las variedades de henna

No te dejes engañar por las numerosas variedades de henna comercializadas. Existe una única henna: la natural. Originaria de varias regiones de Egipto, Yemen o Rajastán, la henna natural puede conseguir varios matices que van del cobrizo al caoba más o menos oscuro, aunque utilices una sola planta, lo cual confirma la importancia clave de las temperaturas y las zonas geográficas.

La henna neutra crece también en las regiones subtropicales hasta India. Las hojas de este arbusto (*Cassia obovada*), una vez recolectadas, se ponen en remojo y luego a secar antes de ser molidas. No tiñe el cabello, pero su acción en el cuero cabelludo es excelente. De hecho, la henna neutra combate la caspa, el exceso de sebo, protege los cabellos arruinados para restablecer su brillo natural y desinfectar el cuero cabelludo.

Las demás variedades de henna comercializadas son mezclas de henna con otras sustancias colorantes más o menos naturales que no merecen nuestra confianza.

¿Alergia a la henna? ¿Picor en la cabeza y en el cuero cabelludo? ¡He aquí qué hacer!

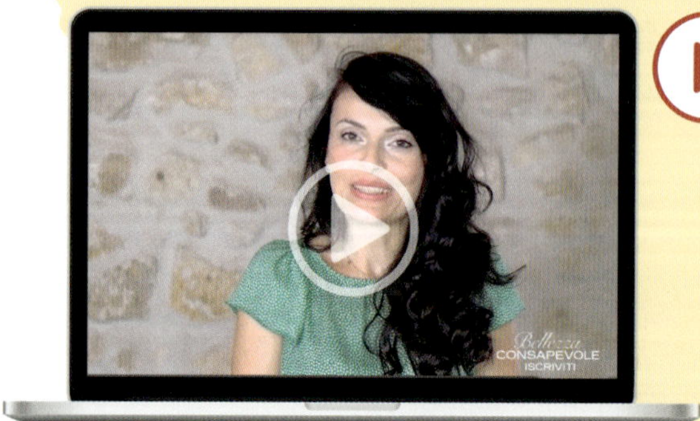

bit.ly/tintesnaturales04

Evita los polvos a base de henna que indican en la etiqueta la presencia de aditivos, como la parafenilendiamina (PPD), las sales metálicas tóxicas como las de plomo, aluminio o hierro, peróxido y/o amoníaco. Estos productos pueden causar eczemas y alergias más o menos graves.

La henna natural

Los polvos siguientes son polvos de henna pura:

- de Yemen para cabellos rubios, castaño claro o bien oscuro, rojos. La coloración obtenida tenderá del cobrizo al marrón;
- de Rajastán para obtener reflejos de marrones a granate. En las canas el tinte tenderá del rojo al caoba;
- de Egipto para cabellos rubios, castaño claro o bien oscuro. Se obtiene un color que va del naranja al cobrizo;
- de Marruecos para obtener un tinte que va del rojo al caoba;
- de Pakistán para conseguir un rojo profundo.

Además, puedes mezclar henna con algún polvo vegetal en función del color deseado. A continuación te sugerimos algunas combinaciones para que puedas conseguir los colores principales, pero puedes preparar un polvo que se ajuste a tu gusto personal.

En este caso el abanico de mezclas y matices son infinitos, aunque deberás hacer numerosas pruebas antes de encontrar el tinte deseado.

El único truco es procurarse una granulometría lo más fina posible. De hecho, los polvos propuestos en el mercado son micronizados para evitar tiempos de aplicación excesivamente largos y obtener el mejor tinte posible.

Otra solución consiste en comprar los polvos por separado y preparar tu mezcla posteriormente.

En el mercado, puedes encontrar los colores siguientes:

- la **henna rubia**, formada por henna neutra, flores de manzanilla, hojas de romero y raíces de rapóntico. Esta mezcla es ideal para cabellos claros, rubios y castaños, a los que aporta brillo y belleza.
  Si combinas la henna rubia a la henna de Egipto, de Yemen o Rajastán, conseguirás un rubio que tiende respectivamente al rojo, al cobrizo o miel. Si quieres aclarar aún más los cabellos, agrega raíz de rapóntico;
- la **henna castaña**, a base de henna neutra, natural, raíz de rapóntico, hoja de manzanilla, romero y canela.
  La manzanilla otorga reflejos rubios y el polvo de romero oscurece el color. La canela aporta los reflejos rojos para obtener un hermoso castaño y un resultado final que es un rubio con reflejos dorados y color miel.
  Este tipo de henna se aconseja para los cabellos rubios, rojos y castaños;
- la **henna morena** se compone de henna natural, guado, té, amla, bhringaraj, shikakai, flores de hibiscus, granos de café, catecú y frutos de red kamala.
  Es ideal para cabellos morenos, rojos y castaños, pues dona maravillosos reflejos que van del cobrizo al caoba más intenso. Además, si agregas el amla, shikakai y bhringaraj aportará un brillo y suavidad muy codiciados. Este tipo de henna, como las demás, puede mezclarse con otras henna o polvos colorantes.
- la **henna negra**, obtenida de la mezcla de henna neutra, hojas de índigo, catecú, amla, té, flores de hibiscus y granos de café. No presenta contraindicaciones ya que es 100% vegetal. El tinte oscuro se obtiene gracias al índigo, al té y al café. Las demás plantas otorgan brillo y suavidad al cabello. Es ideal para los cabellos morenos, castaños y rojos. La henna negra, asociada con las demás henna naturales o polvos de plantas como el katam, te ofrecerá una amplia gama de colores para satisfacer cualquier exigencia.

Atención a la PPD (parafenilendiamina)

No obstante la estricta legislación europea, la PPD o parafenilendiamina, producto químico sintetizado, se usa en los tintes capilares porque es muy barato, mientras que está prohibido para las coloraciones de cejas y pestañas, en especial en los tintes oscuros.

La PPD puede provocar alergias más o menos graves y desde la primera aplicación un fenómeno de hipersensibilidad que causa reacciones alérgicas cada vez que el paciente se expone a esta sustancia. Recuerda que la PPD puede emplearse en la fabricación de pieles sintéticas, tubos de las estaciones de servicio, betunes para zapatos, algunos tipos de plástico, tintas de impresoras y numerosos productos de goma, etc.

La henna verdadera no contiene la PPD y tampoco la henna negra obtenida incorporando índigo.

Por tanto, presta atención y lee cuidadosamente las etiquetas. Evita productos en cuyos ingredientes aparezca la indicación «contiene diaminobenzenos».

Acción en el cuero cabelludo y en el cabello

Todos los tipos de henna tienen una acción purificante en el cuero cabelludo y protectora en los cabellos. Para obtener estos resultados, puedes usar plantas de propiedades similares pero no colorantes.

La henna neutra puede ser una excelente opción. Las hojas de Cassia obovata, o Cassia italica, tienen las mismas propiedades que la henna pero no tiñen, una característica que en algunos casos constituye una ventaja. La henna neutra puede usarse por cualquier persona; igualmente, la henna colorante puede emplearse sola o mezclada con otros polvos.

Purifica el cuero cabelludo y combate el exceso de sebo, calma las irritaciones y elimina la caspa. Si has sometido tu pelo a coloraciones químicas, te aconsejamos realizar una mascarilla de henna neutra, ya que fortalece los cabellos, aporta vitalidad y estimula el crecimiento para recobrar unos cabellos más luminosos y suaves.

Puedes realizar una mascarilla de henna neutra antes de cualquier coloración.

Las asociaciones posibles

Además de las preparaciones comerciales como las henna descritas en el apartado 2, puedes buscar las mezclas más adecuadas en función de la coloración y los reflejos o del tipo de tratamiento deseado para el cuero cabelludo.

Puedes comenzar con una base neutra (henna neutra) o con una base de color (henna de Egipto, etc.) y agregar plantas tintóreas como manzanilla, té, café, índigo (consultar "Los principales colorantes naturales").

Además, puedes agregar polvos neutros para el cuidado del cuero cabelludo, como la cassia, la bardana, el ghassoul, el sidr, el bhringaraj (consultar "Las principales plantas protectoras del cuero cabelludo y los cabellos").

Por último, un detalle no despreciable por los perfeccionistas, puedes reemplazar el agua con:

- una taza de café intenso para dar a los cabellos más matices;
- el zumo de un limón para acentuar los reflejos claros;
- un vaso de cerveza, clara o oscura, para dar volumen;
- una cucharada de aceite vegetal elegido de la lista "Los aceites vegetales" o un yogur natural entero.

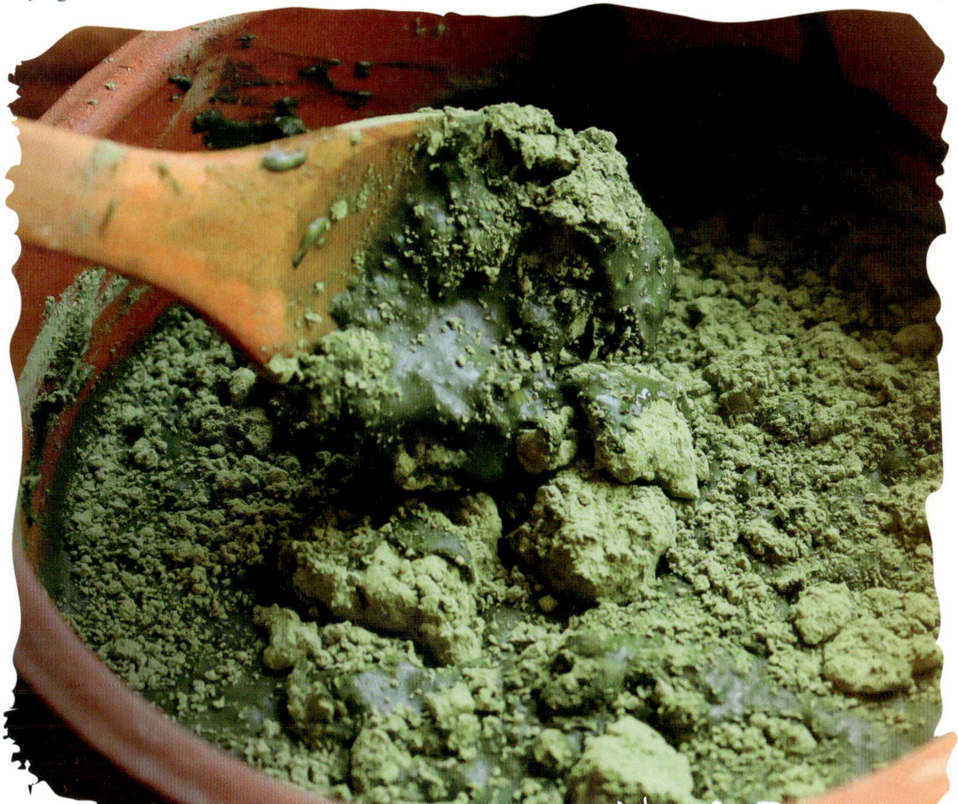

Cómo proceder

La preparación de la henna no varía, pero cambia la cantidad que se usará en función del tipo de cabello. Prepara sobre todo la cantidad de polvo adecuada.

50 g para teñir solo las raíces;
100 g para pelo corto;
200 g para pelo medio largo;
300 g para pelo largo.
Estas cantidades se refieren a la aplicación en cabellos secos.
En cabellos húmedos o mojados, calcula 1 g/cm de cabellos.

Luego continúa con la preparación del tinte:

- pon a calentar el agua. Nunca debe llegar a ebullición;
- añade gradualmente agua al polvo. Mezcla con cuidado hasta obtener una pasta uniforme y no demasiado líquida. El compuesto debe ser compacto;
- cuando alcance una temperatura aceptable, aplica en los cabellos comenzando por la parte posterior de la cabeza. Cuando la preparación cubra todos los cabellos, masajea cuidadosamente para impregnar el cuero cabelludo;
- envuelve los cabellos con papel film para conservar la humedad y el calor de la mascarilla. Deja descansar el tiempo necesario para conseguir el color deseado (unos treinta minutos, pero recuerda que el tiempo de aplicación es subjetivo);
- enjuaga y luego lávate el cabello con un champú delicado o simplemente con saponaria o quillay.

Para cabellos con canas

A menudo los colores naturales no cubren las canas.

En este caso, prueba con henna, ya que podría ser la solución a tu problema, si deseas cubrir las canas.

En función del color deseado, esta es la solución:

- para conseguir cabellos rubios: usa la henna rubia, obviamente, pero también todas las mezclas de henna neutra con raíz de rapóntico, manzanilla o bien otros tipos de henna (de Rajastán, por ejemplo) que aportarán matices rojos;
- para un gris más o menos oscuro, opta por la henna negra o una mezcla de henna y katam y/o índigo;
- para un castaño cobrizo o caoba, usa una mezcla de henna morena o de henna de Yemen o del Rajastán y katam.

En cambio, si deseas un tinte especial puedes probar todas las asociaciones que se te ocurran, pero te llevará bastante tiempo. Para efectuar las pruebas y evitar sorpresas, usa los cabellos atrapados en el cepillo.

Cubrir los cabellos blancos con henna y las hierbas tintóreas: preparación y aplicación

bit.ly/tintesnaturales05

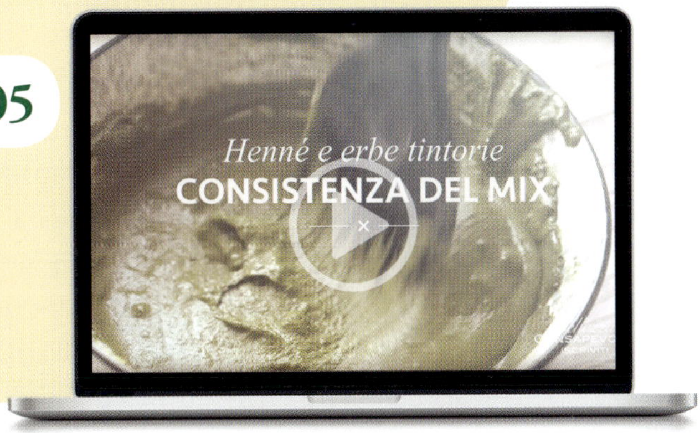

RECUERDA

La henna natural otorga un color rojizo más o menos oscuro en función de la zona de producción. Sin embargo, los tintes pueden modificarse agregando polvos tintóreos vegetales.

Este tipo de coloración no es peligrosa para los cabellos. Por el contrario, la henna protege y fortifica el cabello, estimulando su crecimiento. Asimismo, purifica el cuero cabelludo y combate las irritaciones.

Es necesario destacar que la henna es indeleble y deja siempre huellas. Por consiguiente, la elección de este tipo de tinta deberá ponderarse correctamente.

No se aconseja hacer un tinte de henna después de una coloración química, una permanente o cualquier otro tratamiento químico agresivo en los cabellos y el cuero cabelludo (salvo en caso de que la henna no contenga sales metálicos). Igualmente, no se aconseja la operación contraria, pues corres el riesgo de no obtener los resultados esperados.

Por lo que concierne la henna neutra, como hemos visto, no se puede considerar henna a todos los efectos, ya que protege el cuero cabelludo y los cabellos como la henna tradicional pero sin las propiedades colorantes.

Olvídate de algunas ideas:

- si la henna es natural y no contiene aditivos químicos como la PPD, las posibilidades de desarrollar una alergia es muy baja;
- es inútil agregar sales metálicos a la henna para aumentar la intensidad del color deseado. Basta seleccionar las plantas más adecuadas que quieres agregar a la base para obtener el tinte deseado;
- si utilizas la henna, es posible aclarar el color de los cabellos. Es suficiente agregar canela, rica en peroxidasas, agente oxidante responsable de aclarar los

cabellos. En las coloraciones clásicas, se usan generalmente peroxidasas sintéticas que pueden causar alergias;

- al contrario de lo que se cree, la henna cubre muy bien las canas y algunos fabricantes ofrecen una amplia gama de colores, desde los más claros hasta los más oscuros;
- la henna neutra no es colorante, salvo si se usa muy a menudo. En este caso puede oscurecer ligeramente el color inicial con reflejos cobrizos, pero es un fenómeno muy raro.

Por último, algunas curiosidades sobre la henna:

- la henna no arruina los cabellos, más bien combate las dobles puntas;
- dona brillo y resistencia a los cabellos;
- da a los cabellos volumen y flexibilidad;
- los colores obtenidos son agradables y naturales. Tu color de base no se eliminará, pues la henna cubre solamente el cabello;
- la henna es barata: para el pelo corto, te cuesta unos 15 euros realizar una coloración a base de henna y otras plantas tintóreas.

¿Henna después del tinte? ¿Tinte químico después de la henna?

bit.ly/tintesnaturales06

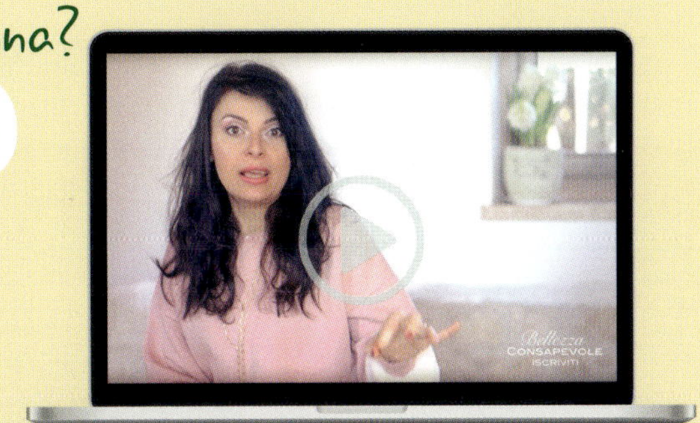

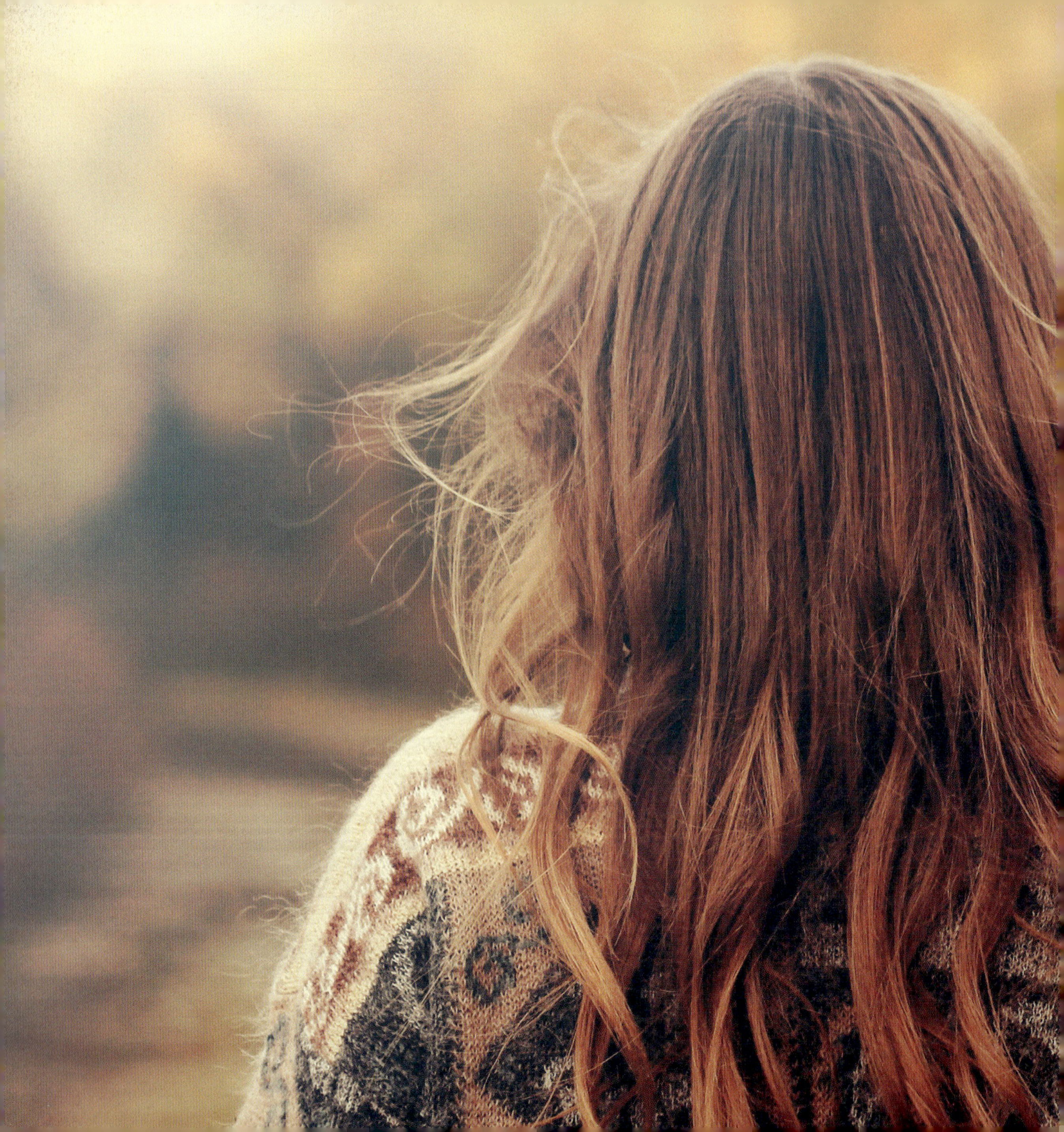

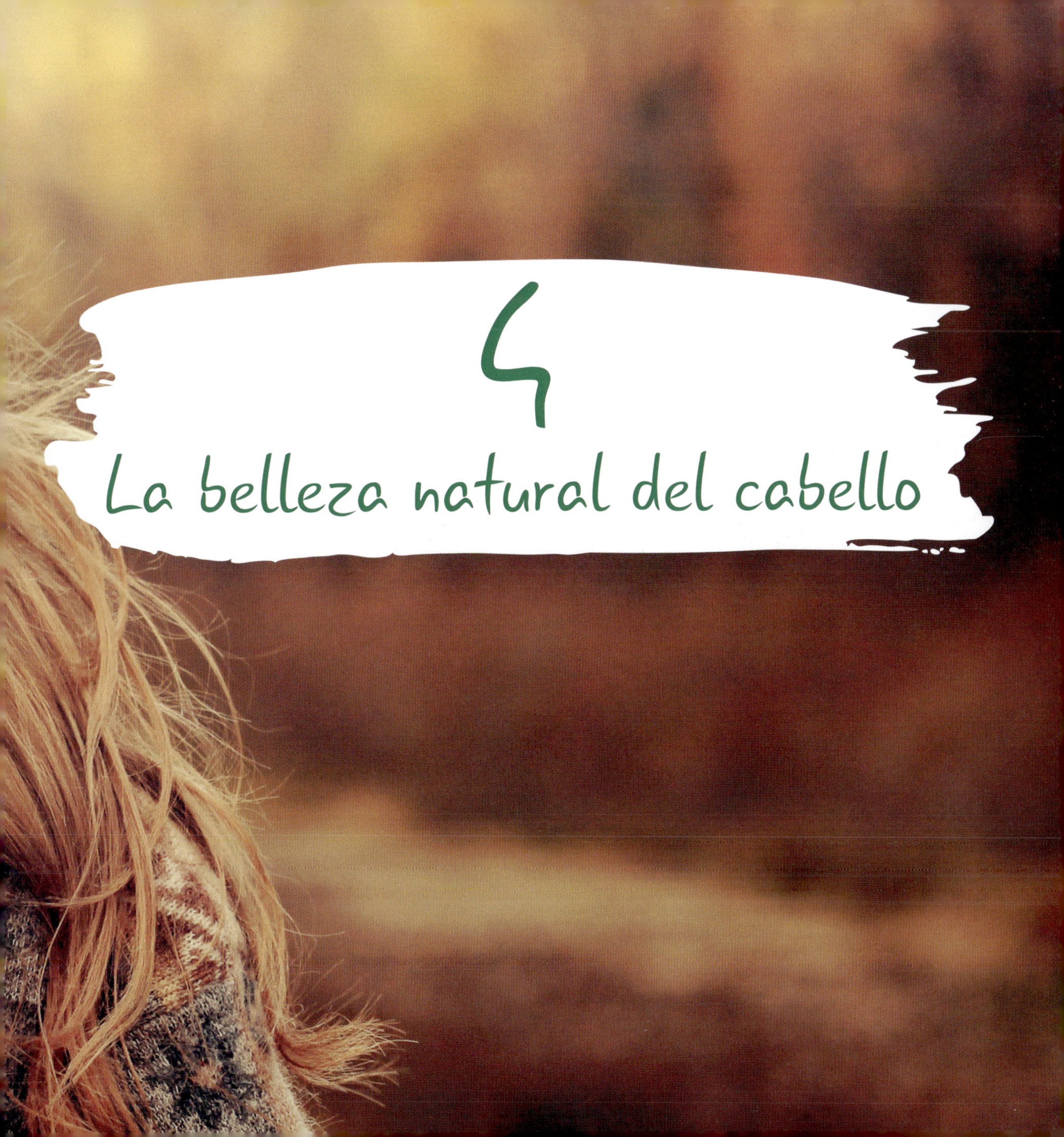

4

La belleza natural del cabello

Para cabellos extraordinarios y un cuero cabelludo sano

Los cabellos poseen un fuerte poder de atracción que debemos cuidar para conservarlo. Cualquier persona, tanto mujer como hombre, puede lucir con orgullo un cabello suave, brillante y con volumen. Sin embargo, a menudo el cabello pierde su encanto a medida que pasan los años. ¿Por qué?

Para conservar un cabello saludable y bello, es necesario protegerlo de las agresiones. Siempre hay una solución y cuando estos factores no nos afectan directamente, existen soluciones que podemos tomar o cambios en nuestro estilo de vida que podemos llevar a cabo para conservar una cabellera bonita.

La contaminación

Si no podemos intervenir en este factor, podemos proteger el cabello y el cuero cabelludo, cuidándolos y nutriéndolos para que hagan frente a cualquier forma de contaminación.

Para ello, aplica de vez en cuando una mascarilla protectora (como indicado en el apartado tercero de este capítulo) para defender el cabello y conservar su hidratación, vitalidad y belleza.

La alimentación

Sin ahondar en el tema de una dieta específica, sabemos que nuestro estado de salud depende de lo que comemos. Una alimentación rica en productos frescos (verdura y fruta), de buena calidad (posiblemente biológicos) proporciona al organismo y en especial a los cabellos los minerales y las vitaminas necesarias.

Un aporte adecuado de vitaminas del grupo B es necesario para conservar saludables tus cabellos y combatir la caída, mantener su fuerza y volumen. No hay necesidad de recurrir a costosos suplementos de vitaminas. Es suficiente incorporar en nuestra alimentación, por la tarde y por la noche, una cucharada abundante de levadura.

Los productos cosméticos

Hemos visto los daños que pueden provocar algunos productos, en especial cuando son simples mezclas de productos químicos cuyas repercusiones en nuestra salud desconocemos. Nos referimos al estado de salud porque los cabellos son el reflejo de lo que somos. Una melena apagada, deshidratada, efecto paja, es sinónimo de carencias y maltrato. La única solución: hacer marcha atrás y cuidar tu cabello. Paulatinamente podrás recobrar un cabello saludable y vital. Para conseguir este resultado, sigue los consejos que encontrarás al final de este capítulo y los resultados obtenidos te sorprenderán.

Aceites saludables para tus cabellos

Además de una alimentación saludable que aporta a los cabellos y al cuero cabelludo los necesarios principios constitutivos, un tratamiento externo puede revelarse necesario para recobrar el brillo de un tiempo y su belleza natural. Los aceites vegetales desempeñan un papel importante y si los escoges con atención darán a tus cabellos la suavidad, el esplendor y la vitalidad que tenían tiempo atrás, antes de que la química los dañara.

Los aceites vegetales

Deberías seleccionar siempre aceites exprimidos en frío para que conserve sus propiedades.

El uso regular representa el mejor regalo para la belleza de tus cabellos y la perfecta regeneración del cuero cabelludo.

Aceite vegetal	Para cabellos	Propiedades	Puntos a favor
DE ABISINIA (ACEITE SECO)	arruinados, encrespados, secos	• suavizante • emoliente • hidratante • reparador • aporta brillo y desenreda los cabellos encrespados • aceite no graso	Otorga brillo a los cabellos apagados, repara los cabellos dañados por decoloraciones y permanentes, protege los cabellos diariamente.
DE ACAI	secos, frágiles, estropeados, pesados y un cuero cabelludo irritado	• lenitivo • nutritivo • hidratante • regenerativo	Repara las dobles puntas, suaviza el cabello y lo protege en caso de coloraciones o cualquier otro tratamiento.

DE ALMENDRAS DULCES	para cabellos secos y frágiles	• suavizante • nutritivo • calma las irritaciones	Combate la caspa, protege el cuero cabelludo de las agresiones externas.
DE ANDIROBA	todo tipo de cabellos	• antiinflamatorio • antipiojos • calmante y lenitivo	Eficaz contra los piojos y las infecciones del cuero cabelludo.
DE ARÁNDANO ROJO	arruinados por las coloraciones, cabellos frágiles, apagados y cuero cabelludo seco	• antioxidante • lenitivo • antipicor • nutritivo • hidratante	El aceite de semillas de arándano rojo protege los cabellos, mientras conserva y aviva el color. Combate las irritaciones y el picor del cuero cabelludo.
DE ARGÁN	secos y apagados	• fortificador • hidratante • cicatrizante • nutritivo	Dona brillo y luminosidad a los cabellos apagados y los hidrata.
DE BABASÚ (ACEITE SECO)	desvitalizados y ásperos	• delicado • emoliente • fortificador • protector • revitalizante	Hidrata los cabellos donándoles fuerza y brillo.
DE BAOBAB (ACEITE SECO)	secos y frágiles, arruinados y con dobles puntas	• suavizante • antiinflamatorio • cicatrizante • nutritivo • protector • regenerante	Dona vitalidad a los cabellos secos y frágiles, protegiéndolos de las agresiones externas.

DE BAYAS DE LAUREL (NO USAR PURO)	grasos y arruinados	• antibacteriano • antipiojos • lenitivo • suavizante • desinfectante • purificante • tonificante	Atención: No usar puro. Muy útil en caso de piojos y/o caspa. Regenera el cuero cabelludo irritado.
DE BORRAJA	apagados y con dobles puntas, combate la caída del cabello	• suavizante • tonificante • regenerador • revitalizante • nutritivo	Acelera el crecimiento del cabello y contrasta su caída, dona brillo y vitalidad a los cabellos teñidos y con permanente.
DE BRÓCOLI	secos, apagados y finos	• desenredante • protector • hidratante y nutritivo	Dona luminosidad a los cabellos y los desenreda perfectamente. Hidrata y nutre los cabellos estropeados, combate las dobles puntas y disciplina los cabellos rebeldes.
DE BURITÍ	para todo tipo de cuero cabelludo que padezca de eczema, sarna, queratosis, psoriasis	• antioxidante • lenitivo • emoliente • regenerador • hidratante • revitalizante	Revitaliza e hidrata los cabellos. Aporta brillo y fuerza. El aceite de burití protege las coloraciones naturales y fortifica el cabello.
DE CADE (NO USAR PURO)	para todo tipo de cuero cabelludo que padezca eczema, sarna, queratosis, psoriasis	• antiparasitario • antiséptico • cicatrizante • fungicida	No usar puro, sino combinado con aceite de almendras dulces (⅓ de aceite de cade, ⅔ de aceite de almendras dulces).
DE CALABAZA	secos y desnutridos	• nutritivo • reparador • anticaída	Combate la caída del cabello. Dona suavidad y fuerza a los cabellos.
DE CAMELIA (ACEITE SECO)	todo tipo de cabellos	• suavizante • fortificante • hidratante • nutritivo • protector • regenerante	Repara los cabellos estropeados y con dobles puntas para que recobren su tono y volumen. Protege los cabellos de las agresiones externas.

DE CANNABIS	secos, frágiles y encrespados	• hidratante • suavizante • regenerante • revitalizante	Suaviza y fortalece el cabello. El aceite de cannabis combate eficazmente las irritaciones del cuero cabelludo.
DE CARDO MARIANO	todo tipo de cabellos	• anticaída	Dona fuerza al cabello y combate su caída.
DE CÁRTAMO	muy secos	• antioxidante • anticaída • protector • nutritivo • hidratante	Previene la caída y revitaliza los cabellos secos con dobles puntas. Protege el cabello de la acción de los radicales libres y los hidrata, conservando la fibra capilar.
DE CHAUL-MOOGRA	todo tipo de cabellos dañados, con caspa y que tienden a caer	• antibacteriano • anticaspa • lenitivo • reparador • favorece el crecimiento del cabello	Puedes usarlo solo o en combinación con otros aceites. Combate la caspa y favorece el crecimiento capilar. Ayuda a curar el cuero cabelludo irritado.
DE CIRUELAS	secos y frágiles, cuero cabelludo irritado	• nutritivo • penetrante • suavizante • hidratante • protector • lenitivo	Dona suavidad a los cabellos y los reestructura. Nutre e hidrata el cuero cabelludo. Favorece el crecimiento capilar.
DE COCO	secos y apagados, con rizos y encrespados	• suavizante • antipiojos • protector • hidratante • nutritivo	Dona brillo y fuerza a los cabellos. Tratamiento eficaz contra los piojos.
DE DÁTIL DEL DESIERTO (ACEITE SECO)	secos, frágiles y encrespados	• hidratante • nutritivo • reparador	Hidrata los cabellos y los ayuda a recobrar su vitalidad. Repara las puntas arruinadas.

DE GERMEN DE GRANO	muy secos, frágiles; cabellos con rizos, encrespados y espesos	• nutritivo • anticaída • regenerante • hidratante	Nutre el cabello en profundidad, donándole suavidad y vitalidad. Combate la alopecia.
DE GRANADA (NO USAR PURO)	cansados, con dobles puntas y secos	• reparador • nutritivo	Nutre los cabellos en profundidad y repara las puntas arruinadas. Dona suavidad y vitalidad a los cabellos. Protege los cabellos durante la coloración.
DE KARANJA	apagados y arruinados, frágiles y con las dobles puntas. Para cabellos decolorados, teñidos, etc.	• protector • nutritivo • regenerante • reestructurante	Este aceite se usa siempre al 30% en compuestos oleosos; por ejemplo, en combinación con el aceite de jojoba o de coco. Es ideal para cabellos teñidos. Protege los cabellos sometidos a los rayos UVA y UVB durante el verano. Dona luminosidad y brillo a todo tipos de cabellos.
DE KIWI (NO USAR PURO)	para cuero cabelludo irritado y sensible	• lenitivo • antioxidante • calmante • reestructurante • reparador	No se usa nunca puro, sino mezclado con otros aceites (del 2 al 5 %). Calma las irritaciones y el picor.
DE KUKUI (ACEITE SECO)	secos, desnutridos y enredados	• nutritivo • desenredante • penetrante • reparador	Desenreda el cabello, dándole fuerza y vitalidad.
DE MARACUJA (ACEITE SECO)	pesados, secos, rizados o encrespados	• nutritivo y protector • anticaída	Dona suavidad a las puntas arruinadas y frágiles aportándoles lípidos. Combate la caída de los cabellos.
DE NEEM (NO USAR PURO)	todo tipo de cabellos	• antipiojos • combate los insectos y parásitos • antibacteriano • nutritivo	Excelente insecticida, permite combatir no solo los piojos, sino también los mosquitos.

DE NUECES DE BRASIL	arruinados, finos, secos, con dobles puntas, encrespados y cuero cabelludo irritado	• antioxidante • lenitivo • nutritivo • penetrante y protector	Calma las irritaciones del cuero cabelludo dañado. Nutre en profundidad los cabellos y los hidrata.
DE NUECES PECAN (NO USAR PURO)	arruinados y con dobles puntas	• antioxidante • suavizante • regenerante • tónico	Penetra a fondo en el cuero cabelludo, es ideal para los cabellos frágiles y con dobles puntas.
OLEÍNA DE KARITÉ	apagados y deshidratados, cabellos secos y teñidos, con rizos, encrespados	• suavizante • cicatrizante • hidratante • protector	Protege la coloración, hidrata y aporta brillo al cabello.
DE OLIVA	frágiles y apagados; combate la caída de los cabellos y sana el cuero cabelludo arruinado	• nutritivo • penetrante • suavizante • calmante • anticaspa • antipiojos	Suaviza y fortalece el cabello. Combate la caspa, los piojos y la caída de los cabellos, estimulando su crecimiento.
DE ONAGRA	todo tipo de cabellos deshidratados, secos, frágiles, cabellos decolorados y teñidos	• fortificante • hidratante • revitalizante • nutritivo • reestructurante	Dona vitalidad a los cabellos agredidos por decoloraciones y tintes. Refuerza el cuero cabelludo y le restituye vitalidad.
DE PALMA	secos y apagados, con puntas arruinadas, cabellos rizados y encrespados	• nutriente • protector • hidratante	Este aceite, que es muy denso, suaviza los cabellos y los vuelve más luminosos y brillantes. Desenreda e hidrata el cabello.
DE PAPAYA (ACEITE SECO)	arruinados	• regula las glándulas sebáceas • lenitivo • emoliente • hidratante	Aporta brillo a los cabellos, combate el exceso de sebo y la deshidratación para recobrar unos cabellos más suaves y elásticos.

DE PEPINO (ACEITE SECO)	para cabellos secos, desfibrados, frágiles y encrespados	• suavizante • antiinflamatorio • antioxidante • hidratante • nutritivo • protector • regenerante	Suaviza y fortalece los cabellos teñidos.
DE PEQUI	decolorados, cabellos rizados y encrespados, cabellos secos, desfibrados e indisciplinados	• antiinflamatorio • cicatrizante • hidratante • nutritivo • regenerante • reparador	Fortifica los cabellos frágiles, aportándoles suavidad y brillo. Nutre las puntas y las hidrata.
DE PISTACHO	deshidratados	• suavizante • hidratante • penetrante	Hidrata los cabellos y el cuero cabelludo.
DE PRACAXI (ACEITE SECO)	secos, apagados y arruinados; cabellos decolorados y teñidos	• protector • nutritivo • suavizante	Regenera los cabellos frágiles, los vuelve más suaves, luminosos y los desenreda. No engrasa los cabellos.
DE RICINO	secos, dañados y con dobles puntas	• suavizante • antimicróbico • cicatrizante • nutritivo • purificante • regenerante	Este aceite favorece el crecimiento de los cabellos, dona vitalidad e hidrata los cabellos arruinados por decoloraciones y coloraciones.
DI SACHA INCHI (ACEITE SECO)	secos y cuero cabelludo irritado	• antiinflamatorio • protector • calmante • suavizante	Atenúa las irritaciones e inflamaciones del cuero cabelludo. Es un aceite seco que no engrasa. Protege de los rayos UV e hidrata la piel y el cabello.
DE SALVADO DE ARROZ (ACEITE SECO)	para cuero cabelludo irritado, cabellos arruinados	• antioxidante • lenitivo • calmante	Protege el cuero cabelludo, calma las irritaciones. Protege los cabellos de las agresiones de los rayos UV.

DE SANDÍA (ACEITE SECO)	normales y grasos	• suavizante • hidratante • protector • regenerante • reestructurante	Regula la secreción de sebo.
DE SAPOTE	desvitalizados, teñidos y decolorados	• nutritivo • lenitivo • calmante • anticaída	Estimula el crecimiento de los cabellos y previene su caída. Aumenta la suavidad del cabello y regenera los cabellos teñidos. Calma las irritaciones del cuero cabelludo.
DE SEMILLAS DE GROSELLA NEGRA	cuero cabelludo irritado, agredido por las coloraciones	• antioxidante • lenitivo • cicatrizante • reparador • nutritivo • reestructurante • absorbe los rayos UVA y UVB	Regenera el cuero cabelludo, protege los cabellos de la acción de los rayos UVA y UVB.
DE SEMILLAS DE TOMATE	teñidos, desvitalizados y frágiles	• antioxidante • protector • nutritivo • hidratante • regenerante	Se emplea para proteger los cabellos teñidos. Conserva el color de los cabellos. Hidrata los cabellos y el cuero cabelludo.
DE SÉSAMO	todo tipo de cabellos, para cabellos desvitalizados y desfibrados	• penetrante • regenerante • suavizante • tonificante • protege de los rayos	Si se aplica durante el verano, protege los cabellos de los rayos UV. Tonifica los cabellos y repara el cuero cabelludo irritado.
DE YANGU (ACEITE SECO)	rizados y encrespados, teñidos y apagados	• nutritivo • equilibrante • protector • penetrante • seborregulador	Regula la secreción de sebo, da vitalidad a los cabellos y los protege de los rayos UV. Nutre el cuero cabelludo

Algunos oleolitos macerados muy útiles

Oleolito	Para cabellos	Propiedades	Puntos a favor
DE ALOE VERA	secos, apagados, arruinados por las coloraciones, frágiles	• nutritivo • suavizante • cicatrizante • revitalizante	Dona vitalidad a los cabellos, los vuelve suaves y sedosos. Nutre los cabellos y el cuero cabelludo.
DE AMLA	secos, mixtos y arruinados	• anticanas • anticaspa • fortificante • hidratante • purificante del cuero cabelludo • regenerante • reparador • estimula el crecimiento de los cabellos	Combate la caída de los cabellos, las canas, los cabellos arruinados por las coloraciones, aviva el color de los cabellos morenos.
DE CALÉNDULA	para cuero cabelludo dañado o irritado, cabellos cansados y apagados	• antiinflamatorio • antioxidante • lenitivo • cicatrizante • suavizante	Protege el cuero cabelludo del envejecimiento temprano y las irritaciones. Regenera el cabello.
DE MARGA-RITA	para cuero cabelludo irritado e inflamado	• tonificante • lenitivo • reforzador • descongestionante • reparador	Tonifica el cuero cabelludo y lo protege de las inflamaciones e irritaciones debidas a ingredientes artificiales empleados en las coloraciones químicas.
DE MONOÏ	apagados, desfibrados, arruinados, secos, con dobles puntas, deshidratados, cansados	• suavizante • lenitivo • nutritivo • hidratante • reforzador	Refuerza los cabellos, aporta brillo y facilita el peinado.
DE ZANAHORIA	apagados y arruinados, expuestos al sol	• antioxidante • suavizante	Protege los cabellos y el cuero cabelludo de las agresiones del sol. Retrasa los efectos del envejecimiento, aporta vitalidad y luminosidad a los cabellos.

Los oleolitos se obtienen macerando en un aceite la planta cuyas propiedades se quieren aprovechar. La planta refuerza las propiedades del aceite empleado.

Las mantecas

Con este término nos referimos a los aceites vegetales sólidos a temperatura ambiente.

Manteca	Para cabellos	Propiedades	Puntos a favor
DE AGUACATE	arruinados, dobles puntas, rizados, encrespados, secos	• nutriente • protectora • hidratante	Protege el cabello y lo nutre. Fortifica los cabellos, que recobran su brillo.
DE KARITÉ	secos, arruinados, encrespados, con dobles puntas y rizados	• antioxidante • regenerante • protectora • hidratante • nutritiva • lenitiva	Dona brillo a los cabellos y los nutre en profundidad. Protege los cabellos de las agresiones externas y del sol.
DE KPANGNAN	secos, rizados, encrespados, apagados, arruinados y cuero cabelludo irritado	• nutritiva • antiinflamatoria • antioxidante • hidratante • lenitiva • cicatrizante • protectora • regenerante	Protege el cuero cabelludo y combate las irritaciones. Dona a los cabellos fuerza y brillo. Protege los cabellos de los rayos UV.
DE OLIVA	para cabellos secos, desnutridos, arruinados	• nutritiva • protectora • fortificadora • regenerante • hidratante • protege de los rayos UV	Excelente reparadora de cabellos frágiles y encrespados. Para recobrar cabellos más suaves y luminosos. Protege de los rayos UV.

Remedios naturales para cuidar el cabello

Ninguno de los consejos de belleza recopilados a continuación incluye el empleo de productos químicos, pero requieren un esfuerzo por parte del usuario porque se trata de preparaciones caseras. Sería más fácil indicar nombres de productos comerciales que puedes comprar en los grandes almacenes o tiendas especializadas, pero no creemos que sea la solución mejor para que tus cabellos recobren su vitalidad.

Remedios para cabellos normales

No presentan problemas especiales. Para mantener la belleza natural, es necesario lavarlos dos veces por semana con un champú delicado y tal vez hacer un primer enjuague agregando al agua tres o cuatro cucharadas de vinagre de manzana o limón.

Masajea cuidadosamente el cuero cabelludo y aplica la siguiente preparación:

Mascarilla de belleza para cabellos normales

Preparación

- 5 cucharadas de aceite de camelia o de almendras dulces;
- 2 cucharadas de aceite de coco;
- 2 gotas de extracto de limón;
- 4 gotas de aceite esencial de ylang-ylang.

Envuelve los cabellos con una toalla caliente y deja actuar toda la noche. Lávate el pelo la mañana siguiente.

Remedios para cabellos secos

¿Por qué tus cabellos están secos? Primero es necesario plantearse esta pregunta. Es inútil comenzar un tratamiento si sigues cometiendo los mismos errores. ¿Te has decolorado o teñido el cabello? ¿Qué tipo de champú usaste? ¿Trabajas en un ambiente contaminado?

Si la respuesta a estas preguntas es negativa, se trata de un exceso de caspa o de un desequilibrio de las secreciones sebáceas.

Una vez determinado el problema y eliminado la causa, será más fácil dar a los cabellos el volumen y el brillo que merecen.

Mascarilla de belleza para cabellos secos

Preparación

- 5 cucharadas de un aceite (Abisinia, acai, argán, avellana, comino negro, etc.);
- 1 cucharada de aceite de ricino;
- 10 gotas de aceite de granada.

Aplica en los cabellos esta infusión masajeando correctamente el cuero cabelludo. Envuelve los cabellos en una toalla caliente y deja actuar toda la noche.

Semillas de membrillo

Preparación

Deja macerar unos cinco días un puño de semillas de membrillo en un litro de agua poco mineralizada. Filtra y masajea bien los cabellos y el cuero cabelludo con el aceite macerado después del lavado. Enjuaga con agua y vinagre.

Remedios para cabellos grasos

Al contrario de los cabellos secos, los cabellos grasos se deben a una hipersecreción de las glándulas sebáceas, salvo que, también en este caso, no se utilicen productos de baja calidad, responsables de esta alteración.

Utiliza exclusivamente un champú delicado que no irrite el cuero cabelludo o agreda los cabellos comprometiendo su vitalidad.

Preparación

Un champú natural I

Usa el quillay. Pon a hervir en un litro de agua poco mineralizada 100 g de quillay. Deja hervir unos minutos, sucesivamente deja descansar. Cuando la temperatura sea aceptable, lávate el cabello con esta infusión. Enjuaga el cabello con agua y vinagre de manzana.

Preparación

Un champú natural II

Usa un poco de raíz de saponaria. Hierve un litro de agua con 60 g de raíz de saponaria. Deja en infusión unos 10 minutos, luego cuela el líquido. Una vez alcanzada una temperatura aceptable, usa la infusión para lavar los cabellos. Enjuaga con agua y vinagre.

Preparación

Remedios para eliminar el exceso de sebo I

Aplica en la base de los cabellos un poco de polvo de licopodio. Masajea con los dedos, cepilla y enjuaga con agua y vinagre.

Remedios para eliminar el exceso de sebo II

Preparación

- 5 cucharadas de aceite de jojoba;
- 10 gotas de aceite esencial de ylang-ylang;
- 10 gotas de aceite esencial de lavandín;
- 5 gotas de aceite esencial de cedro del Atlas.

Mezcla el aceite y los aceites esenciales. Frota el cuero cabelludo y deja actuar toda la noche envolviendo los cabellos con una toalla caliente. Lava el cabello con un champú delicado.

Remedios para problemas genéricos

Remedios para cabellos arruinados, frágiles, deshidratados, apagados

Preparación

Una antigua fórmula:

- 40 g de cera blanca;
- 60 g de médula de buey;
- 60 g de aceite de oliva.

Disuelve en baño maría la cera sin que alcance una temperatura demasiado elevada. Agrega la médula y el aceite. Mezcla cuidadosamente, luego masajea los cabellos con este suavizante. Deja descansar toda la noche y lava los cabellos a la mañana siguiente con un champú delicado o un champú de saponaria.

Mascarilla regenerante I

Preparación

- 5 cucharadas de aceite de papaya;
- 5 cucharadas de aceite de oliva;
- 4 cucharadas de aceite de karanja;

Mezcla los aceites y aplica en los cabellos, masajeando el cuero cabelludo. Envuelve los cabellos con una toalla caliente y deja actuar toda la noche. Lava los cabellos con un champú delicado.

Mascarilla regenerante II

Preparación

- 10 cl de aceite de semillas de calabaza;
- 10 cl de aceite de maracuyá;
- 5 cl de aceite de dátil del desierto;
- 10 gotas de aceite esencial de geranio;
- 10 gotas de aceite esencial de tomillo;
- 10 gotas de aceite esencial de romero verbenota.

Mezcla los aceites y los aceites esenciales, aplica en los cabellos y en el cuero cabelludo. Deja actuar toda la noche envolviendo los cabellos con una toalla. Lava el cabello con un champú delicado a la mañana siguiente.

Mascarilla regenerante III

Preparación

- 5 cucharadas de aceite de yangu;
- 5 cucharadas de aceite de nueces de Brasil;
- 5 cucharadas de ron;
- 1 yema de huevo.

Mezcla correctamente los ingredientes. Cubre los cabellos cuidadosamente y masajea el cuero cabelludo. Deja descansar dos o tres horas, luego lava el cabello con un champú delicado.

Remedios para tratar los daños provocados por las decoloraciones y coloraciones

Mascarilla protectora I

Preparación

- 5 cucharadas de aceite de Abisinia;
- 5 cucharadas de aceite de ricino;
- 10 gotas de aceite de granada.

Aplica en los cabellos y masajea el cuero cabelludo. Envuelve los cabellos con una toalla caliente y deja actuar toda la noche. Lava el cabello con un champú delicado a la mañana siguiente.

Mascarilla protectora II

Preparación

- 1 aguacate;
- 5 cucharadas de aceite de karité;
- 1 cucharada de aceite de karanja;

Aplasta el aguacate hasta convertirlo en una pasta a la que agregarás los aceites. Mezcla cuidadosamente, luego aplica en los cabellos. Deja descansar de una a dos horas y envuelve los cabellos con una toalla caliente. Lava con un champú delicado.

Mascarilla protectora III

Preparación

- 5 cucharadas de aceite de coco;
- 5 cucharadas de aceite de jojoba;
- 10 gotas de aceite esencial de bergamota.

Mezcla cuidadosamente los ingredientes, luego aplica la preparación en los cabellos, masajeando el cuero cabelludo. Deja actuar toda las noche envolviendo los cabellos con una toalla caliente.

Heno griego (methi): preparación, propiedades, usos y beneficios para el cabello

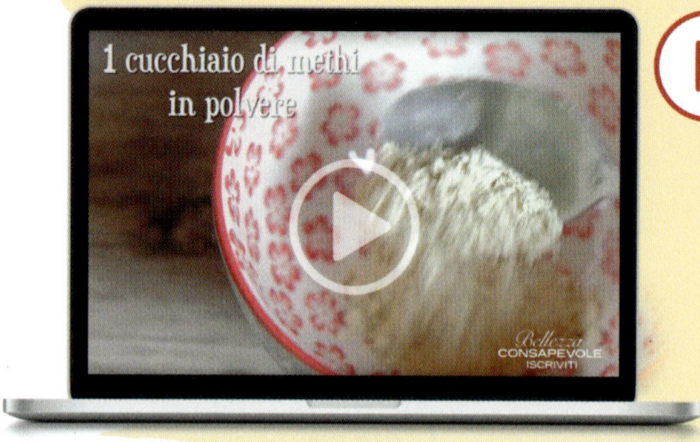

bit.ly/tintesnaturales07

Remedios para detener la caída de los cabellos

Es necesario distinguir la alopecia, término que indica un tipo de caída de cabellos que puedes combatir con un tratamiento específico, y la calvicie, pérdida total de cabellos, definitiva, salvo que hayan intervenido factores psicológicos, tratamientos médicos, etc. Una vez que las raíces desaparecen, es imposible que los cabellos vuelvan a crecer. La calvicie es permanente.

Mascarilla para combatir la caída de los cabellos I

Preparación

- 50 cl de alcohol a 60° o 70°;
- 20 g de corteza de quillay;
- 20 g de lavandín;
- 10 g de tomillo (tallos con flores);
- 5 g de romero (tallos con flores);
- 10 gotas de aceite esencial de geranio rosa.

Deja macerar las plantas en alcohol de diez a quince días, agitando de vez en cuando. Cuela y agrega el aceite esencial de geranio. Agita bien y utilízala para masajear el cuero cabelludo a días alternados durante unas semanas, por la noche antes de acostarte.

Mascarilla para combatir la caída de los cabellos II

Preparación

- 5 cucharadas de aceite de ricino;
- 5 cucharadas de tintura madre de quina;
- 10 gotas de aceite esencial de bergamota.

Mezcla correctamente los tres ingredientes y utiliza la preparación para masajear el cuero cabelludo. Deja descansar toda la noche y lava el cabello a la mañana siguiente con un champú delicado.

Puedes fácilmente preparar en casa la tintura madre de quina: pon a macerar 100 g de quina amarilla en polvo en 50 cl de alcohol a 60° o 70°. Deja macerar unos diez días y luego cuela la preparación.

Preparación

Mascarilla para combatir la caída de los cabellos III

- 5 cucharadas de aceite de borraja;
- 5 cucharadas de aceite de cártamo;
- 3 cucharadas de aceite de ricino;
- 5 gotas de aceite esencial de cajeput.

Aplica esta mezcla a los cabellos. Masajea cuidadosamente el cuero cabelludo y envuelve los cabellos en una toalla caliente. Deja descansar toda la noche y lava el cabello a la mañana siguiente con una infusión de quillay.

Remedios para favorecer el crecimiento capilar

Remedios para favorecer el crecimiento I

Masajea el cuero cabelludo con algunas gotas de aceite esencial de ylang-ylang.

Preparación

Remedios para favorecer el crecimiento II

- 50 cl de alcohol de 60°;
- 5 ml de aceite esencial de Bay St. Thomas;
- 5 gotas de aceite esencial de ylang-ylang.

Frota el cuero cabelludo varias veces a la semana con la loción obtenida.

Remedios para las dobles puntas

Remedios para las dobles puntas I

Preparación

- 5 cucharadas de un aceite a elección contra las dobles puntas (borraja, baobab, jojoba);
- 10 gotas de aceite de granada.
- 5 gotas de aceite esencial de equiseto;
- 5 gotas de aceite esencial de salvia.

Mezcla correctamente los aceites y aceites esenciales. Aplica en el cabello y en el cuero cabelludo. Deja actuar toda la noche. Lava el cabello con un champú delicado a la mañana siguiente.

Remedios contra las dobles puntas II

Preparación

- 20 cl de aceite de ricino;
- 10 cl de aceite de karanja;
- 20 gotas de aceite de granada.

Mezcla los aceites. Masajea los cabellos y el cuero cabelludo con la preparación. Envuelve los cabellos con una toalla caliente y por último lávalos a la mañana siguiente con un champú delicado.

Remedios contra la caspa

Mascarilla anticaspa I

Preparación

- 5 cucharadas de un aceite a elegir entre el aceite de oliva y aceite de chaulmoogra;
- 20 gotas de aceite de bayas de laurel;
- 4 gotas de aceite esencial de palmarosa; 4 gotas de aceite esencial de cade

Aplica la mezcla obtenida en el cabello, masajeando el cuero cabelludo. Envuelve el cabello con una toalla caliente y deja actuar toda la noche. Lávate el cabello por la mañana con una infusión de quillay.

Champú anticaspa II

Preparación

Agrega directamente al envase del champú (de 200 ml):

- 15 gotas de aceite esencial de palmarosa;
- 40 gotas de aceite esencial de cedro del Himalaya;
- 40 gotas de aceite esencial de pachuli.

Champú anticaspa III

Preparación

- 4 cucharadas de ron;
- 2 yemas de huevo.

Bate los huevos con el ron. Agrega un poco de agua, si es necesario. Lava el cabello con esta preparación. Deja descansar cinco minutos, luego enjuaga el cabello con agua y vinagre.

Preparación

Masaje con sal

- sal fina no tratada.

Masajea unas dos o tres noches seguidas el cuero cabelludo con sal fina. Deja actuar toda la noche y lava el cabello por la mañana.

No es posible dar aquí recetas para teñir el cabello, son muchas las coloraciones naturales que se pueden preparar en casa dependiendo de los siguientes factores:

- el polvo o la mezcla de polvo elegida;
- el matiz deseado;
- el color de base de los cabellos;
- el tipo de cabello y las coloraciones aplicadas;
- el modo de preparación de la coloración;
- el tiempo de aplicación, etc.

Un libro de divulgación no puede recopilar todas las recetas posibles.

Consejos finales para conservar la belleza del cabello

Los consejos siguientes son generales y deben estar adecuados a los distintos tipos de cabellos.

- Haz una mascarilla capilar a base de aceite una vez a la semana.
- Agrega dos cucharadas de aceite de ricino a dos cucharadas de otro aceite deseado. Mezcla cuidadosamente, aplica en los cabellos y masajea el cuero cabelludo. Deja descansar toda la noche y lava el cabello a la mañana siguiente con un champú delicado.
- Como champú puedes usar productos 100% naturales como la saponaria, el quillay, la hiedra, etc.
- Puedes usar el vinagre de manzana para enjuagar los cabellos. Coloca en un litro de agua fría cuatro o cinco cucharadas de vinagre de manzana. Agita y usa esta preparación para enjuagar el cabello. El vinagre conserva el color de los cabellos y combate la caspa. Si se usa frío, esta preparación contribuye a cerrar las escamas de la cutícula y a donar brillo a los cabellos.
- Cepilla los cabellos preferentemente con un cepillo de cerdas de jabalí. No cepilles los cabellos cuando estén mojados porque son más frágiles. Los cepillos y los peines debe ponerse a remojo de vez en cuando en vinagre de manzana.
- Evita lavarte el cabello todos los días, se vuelven más frágiles.
- Si tus cabellos tienden a ser grasos, lávalos de vez en cuando con un champú seco (consultar la tabla "Cómo utilizar los polvos de plantas no tintóreas").
- Masajea el cuero cabelludo lo más a menudo posible, sin friccionarlo, sino haciendo pequeños círculos con los dedos por todo el cuero cabelludo, desde la nuca hasta la frente.

- Si usas champú, no lo apliques dos veces cada vez que te lavas el pelo. Es suficiente una, pues en la segunda corres el riesgo de arruinarlos.
- Cuando te seques el pelo con el secador, termina con un soplo de aire frío. El frío interviene en la cutícula y fija la forma de los cabellos.
- No rocíes perfume en los cabellos (si son químicos pueden causar alergias), así como todos los productos que contienen alcohol, además tienden a secar el pelo.
- Presta atención a la alimentación, consume fruta y verdura preferentemente biológica, alimentos ricos en vitaminas y minerales.
- No te olvides de aderezar tus platos con levadura alimentaria, rica en vitaminas del grupo B.
- Por último, escoge siempre para tus cabellos productos biológicos, leyendo cuidadosamente las etiquetas.

Cabello brillante y suave con el aclarado ácido: ¿vinagre de manzanas o limón?

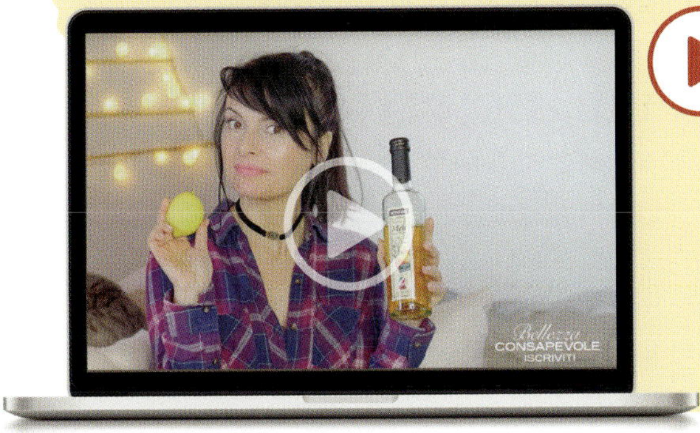

bit.ly/tintesnaturales08

Índice

4 - LA BELLEZA NATURAL DEL CABELLO

Índice de los vídeos

Acuérdate de activar los subtítulos en español.

DESCARGA GRATIS
EL VÍDEO INÉDITO:
Pros y contras del uso de la henna

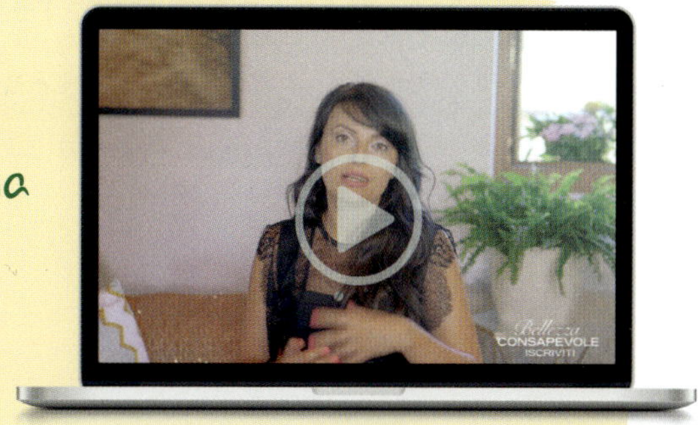

CONECTÁNDOTE A:

www.macroediciones.com/tintesnaturales

y escribiendo el código **T1N298**

OTROS LIBROS PUBLICADOS POR MACRO

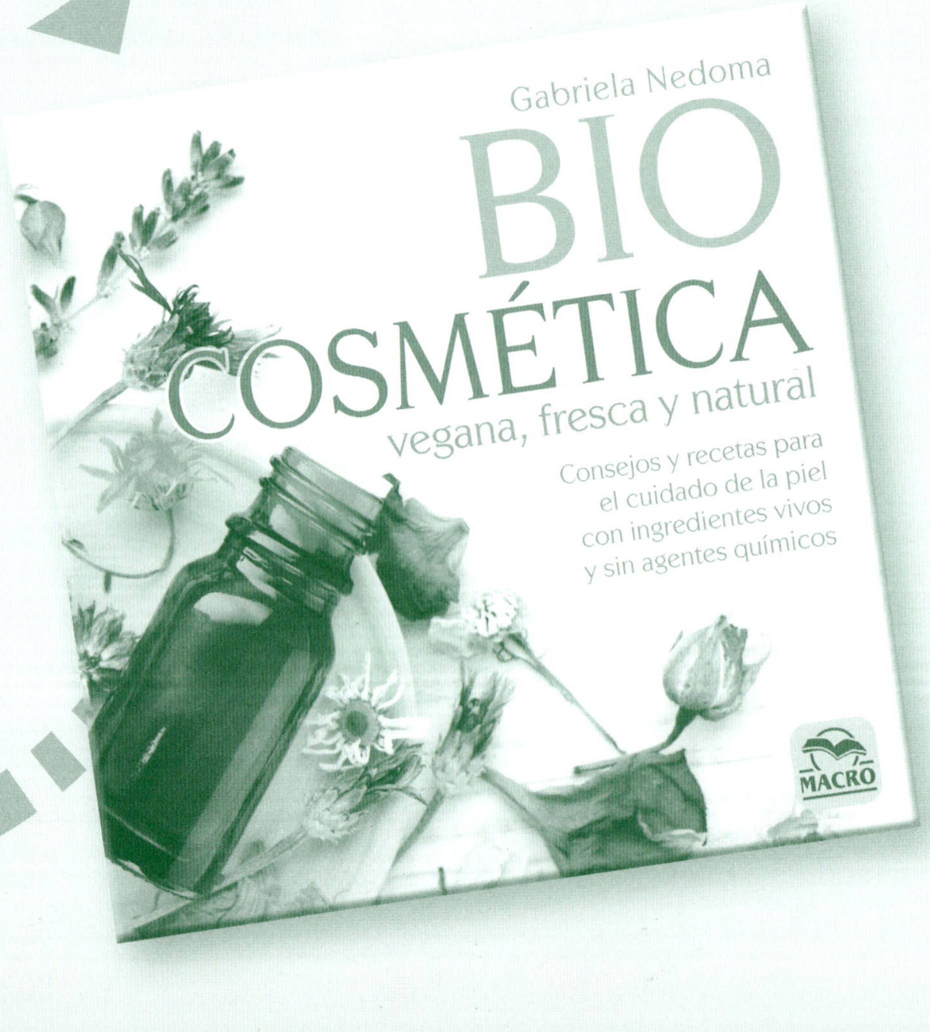

Gabriela Nedoma

BIOCOSMÉTICA

Vegana, fresca y natural

¿Cuáles son las ventajas de los cosméticos bio, veganos y crudos? ¿Cómo se preparan? ¿Dónde se compran los ingredientes? ¿Cuál es la diferencia con los cosméticos "tradicionales"? ¿Y por qué preferir la biocosmética?

Esta valiosa guía contesta a todas tus preguntas y te ofrece informaciones útiles, consejos y recetas para tu cuidado personal con ingredientes vivos, veganos y crudos.
Todo lo que es fresco es vivo. Los biocosméticos están llenos de vida gracias a la fuerza de las plantas recién recogidas y favorecen la actividad natural de la piel estimulando la salud de todo el cuerpo.
Con este libro aprenderás a preparar un sinfín de biocosméticos: desde champús hasta leches de limpieza, pasando por desodorantes, geles de ducha, aceites perfumados, cremas para el cuerpo y productos para la limpieza de los dientes. La cosmética vegana casera es delicada con la piel y respeta el medio ambiente: no es testada en animales y el impacto de las emisiones de CO2 es mínima.

La autora
Gabriela Nedoma es herbolaria certificada, experta en curas alternativas y hierbas silvestres.

144 pagine - € 14,90 - 19x19 cm

Querido lector "Macro"

Este libro, publicado en la colección «El Hilo Verde», es para ti

... que deseas prepararte para vivir tu vida plenamente y experimentar un profundo bienestar

... que tienes tantos sueños por cumplir

... que estás abierto a las novedades, preparado para revisar tus convicciones y modificar tus antiguas costumbres.

¡Descubre todas las novedades Macro!

FICHA BIBLIOGRÁFICA

Clergeaud, Gwendoline e Clergeaud, Lionel

Tintes naturales para el cabello / Gwendoline e Lionel Clergeaud Barcelona: Macro Ediciones, 2018.

Título original: Coloration naturelle des cheveux

Traducción: Silvina Dell'Isola Urdiales

224 pp.; 19x19 cm
(El Hilo Verde)

ISBN 978-84-17080-32-7

¿Quieres consultar el catálogo Macro?

Visita nuestra página web
www.macroediciones.com
o bien pide tu copia en papel a
info@macroediciones.com

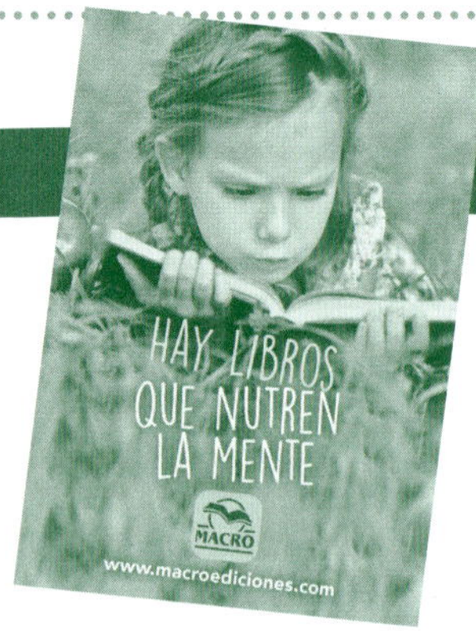

¿Quieres estar informado sobre las novedades editoriales y los eventos Macro?

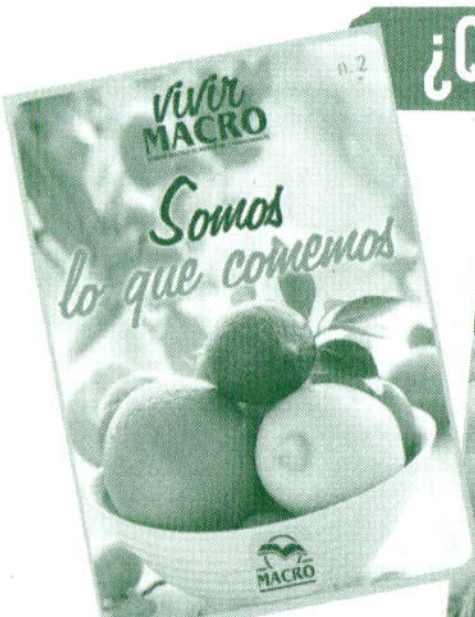

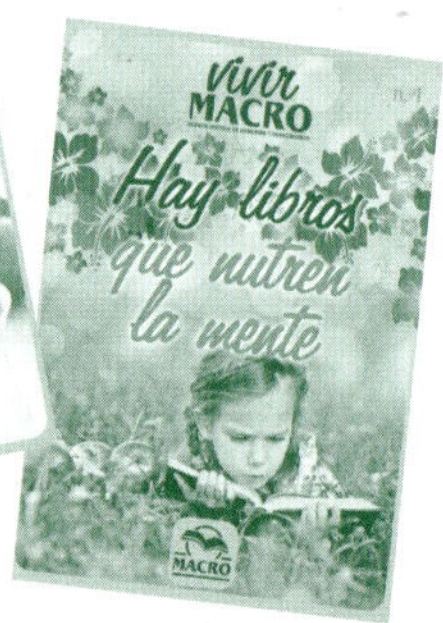

Inscríbete a nuestra newsletter aquí
www.macroediciones.com/mymacro/newsletter.php

DE REGALO, UNA REVISTA DIGITAL PARA TI

vivir MACRO